修身悟道

修身悟道

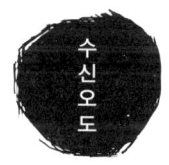

수신오도

적/광/지음

팬덤북스

지침서를 발간하며

숨을 안 쉬면 죽으니, 살려면 숨을 쉬어야 합니다. 숨을 쉬면 세포가 병들고, 마음이 생기고, 늙게 됩니다. 그렇다면 완전히 숨을 끊고 죽어야 할까요? 아니면 고통 속에 살다가 죽어야 할까요? 호흡 때문에 인체는 병들고 마음이 생겨나 고통 속에 살다 죽는다니, 지금 당장 죽는 것이 나을까요?

태어나면서 고苦라고 하나, 문제를 해결할 방법이 있습니다. 죽지 않고 편안하게 숨을 쉬며, 고통스럽지 않고 자유로이 평화롭게 살다가 두려움 없이 죽을 수 있습니다. 인류를 위한다는 과학자나 의학자라면 내게 오십시오. 진리의 차원에서 볼 때, 이렇게 고통스럽게 살다 죽는다면 차라리 지금 죽는 편이 낫습니다. 귀하게 태어난 생명은 고통스럽게 살기 위함이 아닙니다. 스스로 선택해야 할 문제입니다. 나는 방법을 가르쳐 줄 뿐, 행하고 안 하고는 스스로의 문제이지요. 수신오도의 수행법만이 답입니다.

생명체는 참으로 오묘합니다. 엄마로부터 공급받는 혈액 또한 심장으로 가지 않고 간으로 먼저 갑니다. 여기에 인체의 핵이 있습니다. 모체로부터 오는 혈액에는 이로운 성분도 있지만, 해로운 스트레스 호르몬도 다량으로 들어 있습니다. 인체는 모체의 혈액을 간으로 먼저 보내 정화해서 공급해 줍니다. 이처럼 평화롭게 자라나다가 태어나는 순간 에너지 부산물, 즉 스트레스 호르몬을 만들어 냅니다. 그것은 살기 위한 호흡 때문입니다.

어떤 생명체든 상처를 받으면 방어를 하기 위해 독소 같은 호르몬을 만들어 냅니다. 이것이 세포를 병들게 합니다. 태어나는 순간 살려고 쉬었던 숨이 인체를 경직시키며 스트레스 호르몬인 독소를 내뿜지요. 그나마 어려서는 간 기능이 좋아 모두 해소하며 자라다가, 성장함에 따라 인체가 경직되어 간이 제 기능을 하지 못하고 염증으로 병들어 갑니다.

경직이 되면 반드시 이완 호르몬을 찾는 것이 우리의 인체입니다. 이때 이완 호르몬을 만들기 위해 주위 환경과 대상의 정보를 자신이 원하는 대로 입력하며 습(習)이 들어갑니다. 누구나 최초로 입력한 정보는 모유를 통해 이완 호르몬을 충당했던 엄마라는 대상입니다. 이런 식으로 점점 분별심과 마음을 만들어 냅니다.

어떤 사람은 좋고 어떤 사람은 싫고, 어떤 물건은 좋고 어떤 물건은 싫고, 어떤 사람은 경직되고 어떤 사람은 이완됩니다. '경직시키고'가 아니라 '경직되고'입니다. 그러니 이완으로 몸을 모두 살려야 합니다. 함몰된 근육과 근막을 펴서 간 기능과 장기들의 기능을 원래대로 살려야 합니다. 마음이란 정보들을 전부 수정해서 생각들이 소모하는 에너지 소모량도 줄여야 합니다. 그래야 에너지 부산물이 줄어들고, 태아처럼 호흡으로 인해 상처받지 않을 수 있습니다.

병들어 가는 인체를 평화롭게 하여 병을 치료하고자 이완 호르몬을 추구하는 것이 인간의 마음입니다. 이런 것을 알아 몸과 마음을 돌려 만들어 놓은 것이 깨달음입니다. 이해만 해서는 이론만 알 뿐, 알아도 마음 때문에 몸이 이루어지지 않으니 평화롭지 못합니다.

수신오도 수행 지침서는 수행을 하는 과정에서 몸과 마음이 변화되며 벌어지는 현상을 길목마다 설명하면서 뚫고 갈 대안을 제시하고 안내합니다. 이것은 몸과 마음을 통해 체험하고 체득하지 않고는 불가능한 내용들입니다. 살아 있는 법문, 살아 있는 각자여야만 가능합니다.

2015년 9월
수신오도 적광

수신오도修身悟道 수행 강령

1. 몸과 마음을 올곧게 함께 닦음으로 수행의 정법正法을 이룹니다.

— 성명쌍수性命雙修

2. 모든 수행의 방편은 가르침으로 체득하여 얻음을 나눔 합니다.

— 여시아문如是我聞

3. 수행에서 일어나는 몸과 마음의 모든 작용은 의학적 해석과 과학적 분석으로 증명합니다.

— 수행의 과학화

4. 기복 신앙과 마음의 가식假識을 타파하고 몸으로 체득하여 마음을 닦아 가는 내 안의 수행으로 정진精進합니다.

— 정법수행正法修行

5. 과거의 모든 부처가 이루신 법을 계승하고 인류의 모든 선각자의 말씀을 본성佛性, 神性, 本性의 나툼으로 바라봅니다.

— 진여불성眞如佛性, 정법계正法界, 불법佛法

6. 수행의 정법은 몸과 마음의 이완(놓음)으로 모든 놓음 자리를 이룸이 평화로운 허공虛空.

　　　　　　　　　　　　　　　　　　　　　– 열반적정涅槃寂靜

7. 장소와 시간의 연연함 없이 항상 깨어 있음으로 재가 생활 수행의 요체를 이루어 갑니다.

　　　　　　　　　　　　　　– 행주좌와行住坐臥 어묵동정語默動靜

8. 수행 방편은 첫째, 몸의 이완으로 습習의 소멸, 둘째, 마음의 이완으로 식識의 놓음, 셋째, 참호흡參呼吸 선禪 수행으로 이루어 갑니다.

　　　　　　　　　　　　　　　　– 참호흡參呼吸 선법禪法

9. 수행과 생활, 허공과 삶이 둘이 아닌 존재 본성의 깨달음으로 인류 문화와 문명의 진화가 모든 존재와의 평화와 조화를 이루도록 정법을 전파합니다.

　　– 색즉시공色卽是空 공즉시색空卽是色, 종교가 아닌 불법佛法, 모든 존재의 본래면목本來面目

10. 나의 평화를 모두 이루시길, 온 인류와 함께

　　　　　　　　　　　　　　– 천상천하天上天下 유아독존唯我獨尊

제 1 장

깨어 알고자 하는 이들에게 고함

수신오도, 무심을 말하다

🪷 왜 수행을 시작하는가?

– 초발심 : 존재에 대한 실체적 각성 없이는 진리를 논할 수 없다.
삶 자체가 수행이다.

🪷 수행은 무엇으로 하는가? 인간의 몸 받기가 그리 쉬운가? 내
세가 있다 한들, 자신의 전생을 안다 한들, 지금 말해 봐야 무
슨 의미가 있는가? 이 순간 존재하며 사는 지금을 적시하여

바르게 깨어 알아야 한다.

🪷 본질은 존재하는 삶 자체
- 몸 없는 인간은 없고, 존재하는 '나'가 없으면 우주도 없다. 우
  주에서 주인이 되는 법이 무심無心이다.

🪷 수행과 깨달음은 있는 그대로의 면목을 보는 것. 그대로의 조
  화로움을 가리킴이다.

🪷 인간의 몸은 오묘하고, 그 실체적 존재에서 마음이 생겨난다.
  생겨난 마음이 본래인가, 몸이 본래인가?

🪷 몸의 작용으로 생겨난 마음이 만든 세상, 그것이 문명이고 물
  질이다.

🪷 12연기는 존재들이 '나'를 나투는 장이다. 윤회를 벗어나는 길
  은 결단코 무심뿐이다.

🪷 일어나는 생각만이 마음을 만드는가? 오온五蘊이 다 마음의
  씨앗이며 아상我相의 근본이다. 존재의 실체적 바탕이 고苦이
  다. 감각을 느끼기 시작한 후 어머니의 자궁을 통과하며 고통
  을 받는다. 최초의 호흡과 동시에 고통을 표출하며 평생 숨을

쉰다. 인체에 가해지는 부하에 의해 잠재의식과 세포마다 존재의 위협을 기억하며 살아간다.苦

🪷 기억되기 시작하는 정보로부터 집착은 시작된다.集

🪷 육신의 고통을 느끼며 태어나 죽음의 두려움 속에 살며 늙다가 병들어 죽는 것이 인간이다. 병들지 않고 고요히 때를 기다리다 평화롭게 죽는 길은 무심이 되는 것이다.滅

🪷 무심은 마음과 생각으로 이룰 수 있는 것이 아니다. 마음을 없애는데 마음을 일으켜 할 수 있는가? 또한 명상으로 고요하고 평화롭다 한들, 실존하며 있는 그대로 평화로울 수 있는가? 병든 몸으로 고통을 안고서 평화롭다 말할 수 있는가? 일어나는 마음을 만드는 몸을 제대로 알아 닦아야 한다.道 – 性命雙修

🪷 수행의 도는 다음과 같다.

1. 정견正見 : 있는 그대로 보는 법
2. 정사正思 : 있는 그대로 판단하는 법
3. 정어正語 : 있는 그대로 표현하는 법
4. 정업正業 : 있는 그대로 행하는 법
5. 정명正命 : 있는 그대로 몸이 구속되지 않도록 올곧게 이루는 법
6. 정정진正精進 : 있는 그대로를 향해 일구어 나아가는 법

7. 정념正念 : 있는 그대로 깨어 있는 법

8. 정정正定 : 있는 그대로의 몸으로 있는 그대로의 지혜를 이루
　　　　　는 법

❀ 수신오도는 무심을 향한 수행법이다.

❀ 수행을 이루어 가며 지혜의 방편을 삼아 시시처처時時處處마
　다 행하는 것이 육바라밀六波羅蜜이다.

一. 보시布施 바라밀

조화로운 세상을 만들기 위해 물질을 나누고 정법(자연법)을 이
루는 실천

二. 지계持戒 바라밀

조화로움과 수행을 흩뜨리지 않게 스스로 반성하며 이루는 실천

三. 인욕忍辱 바라밀

조화로움과 수행을 위해 근기로 참고 나아가는 실천

四. 정진精進 바라밀

조화로움과 수행을 위해 놓음 없이 이루어 가는 실천

五. 선정禪定 바라밀

조화로움으로 평화 속에 지혜를 일으켜 가는 실천

六. 반야般若 바라밀

어느 자리에서든 조화롭고 올바른 지혜로 실천

❀ 수신오도, 무심을 말하다.

- 삼무 : 무심, 무병, 무소유

- 수신오도 정법은 자연이며, 모든 곳에 있으며, 실존하는 것 : 정
  법, 만법, 실존법

- 수신오도 수행의 핵은 평상심을 닦는 것이다. 몸을 바르게 알아
  닦으며 마음의 본질을 꿰뚫어 흔들림 없이 이루어 가는 것이다.

제 2 장

【 깨달음은 말과 글이 아니다 】

가짜의 법음엔 무심이 없으니

법음法音은 무심無心을 이룬 각자覺者의 법신法身의 울림으로 나오는

음성 그대로의 물리적 파동이기 때문에

소리를 들음에도 우리의 청신경에 부담이 없으며

뇌가 인식함에도 포근하고 평화롭게

그 파동을 몸의 진동으로 함께 느끼는

무심 그대로 이뤄진 자연음이다.

그래서 각자의 법음을 사자후라 한다.

이뤄진 법신으로 깨달아 얻어진 그대로 지혜를 밝히는 소리

사자후는 자연 그대로의 울림으로 진리와 지혜를 밝혀

분별을 여읜 방편의 가르침이 나투어지는 것이기 때문에

몸은 이루지 못한 채 목청의 한껏 돋은 소리로

갖은 생각과 지식을 들춰 가며 읊조리는 법문만으로는

그 생생한 진리의 파동을 있는 그대로 느낄 수가 없는 것이다.

석가모니 부처님 시대를 알아봐도

법음 그대로를 듣고 알아 가르침을 받았으니

부처님 사멸 이후에야 그 기록을 어쩔 수 없이

글로 남기게 되는 것 아닌가?

땀을 삐질삐질 흘려 가며

온갖 지식과 경전을 침이 마르도록 내세우는 법문 속에

우리는 과연 무엇을 그대로 알 수 있는가?

이해와 강의는 학문으로 진리를 설명하고자

담아내는 학자들의 몫이지

진리를 체득하여 이룬 깨친 자의 몫이 아닌 것이다.

각을 이룬 그 모습 그대로,

이뤄진 몸으로 울려 나오는 자연음

그대로를 느껴 알아차리는 사자후.

그래서 진리의 깨달음은

불립문자不立文字 그대로 글로 표현할 수 없이

생생하게 있는 그대로의 말과 뜻 그 자체로 전해 오는

자연음 그대로일 수밖에 없는 것이다.

《금강경》 제10분의 '응무소주應無所住 이생기심而生其心'의 구절처럼

모든 행함에 분별을 여의고 마음의 끄달림이 없는

무심을 이룬 자를 각자라 하니

무심은 결단코 생각과 마음으로 얻어진 것이 아니라

체득으로 완성되어진 법신으로 평상심을 이루어 낸

각자의 모습과 향기와 소리 그 자체인 것이다.

삼
무
정
신

내 안의 달을 찾는 지혜

무심으로 나투는 말과 글은 그 모든 것이 방편이다.

진리는 설명되는 것으로 드러날 수 없기에

구하고자 하는 자들에게 보이는 것은

그에게 맞는 방편일 수밖에 없다.

깨달아 얻은 자의 지혜도 그 각자의 것이요

이루어진 몸도 그 각자의 것인데

그것을 보고 듣고 느껴 아는 것으로 받아들이고 따라 행하며

수행자 스스로 이루어 닦아 나아감에

바른 지혜의 가르침을 구할 때가 있다면

그것을 드러내어 주는 법 그대로의 각자의 것을

과연 구하는 자 그대로 알아차릴 수 있는가?

그래서 각자는 손을 들어 달을 가리키는 것인데

구하는 자가 바로 알아 각자의 이르는 바 잘 알아 챙기면

그 가리키는 손가락을 통해 달을 제대로 볼 것이고

아직 가리키는 것이 무엇인지도 모르고

자신이 바라보는 그대로 각자의 손가락만을 쪽쪽 핥아 대며

그 안에 달이 왜 없지 하고 헤매는 그것을

어리석은 무명이라 하는 것이다.

바로 알아 행할 줄 아는 현명한 자는

각자의 체득된 지혜 그대로를 얻을 수는 없어도

각자가 손을 들어 가리키는 달을 정확하게

보고 듣고 느끼고 올바르게 알아차린다.

그렇게 똑바로 알아 가는 모든 것 그대로는

누구도 알 수 없는 내 안에

그와 똑같은 달을 만들어야만 하는 것이다.

그것이 결국 지식으로 이해하는 것이 아니라

몸으로 체득하여 밝혀 아는 지혜이다.

이 어찌 오묘하고 참된 진리가 아니라 할 수 있는가?

바르게 알고 깨달아 가는 자는

가리키는 달을 통한 알아차림이

내 안의 달이 이루어지는 진리로 정확하게 알 것이다.

삼
무
정
신

세상엔 나 이외에 따질 것 하나 없다

천상천하 유아독존과 하심下心

한 줄기 빛으로 나의 생명이 왔다고 하면 믿는가?
알음알이라는 것은
내 안에 이해할 수 있는 지혜가
똑같이 있어야 하는 관계의 증명이다.

자신 스스로도 어디서 왔는지 모르면서

누가 일러 주는 말을 이해하는 것이 가능한가?

그것이 현혹이요, 미혹을 이루는 대상이다.

내가 보고 듣고 느껴 아는 모든 것은

오로지 나만이 안다.

내가 체득하고 깨우쳐 아는 것이지,

누가 넣어 준 것이 아니다.

도둑놈을 욕하는 이는

도둑질을 알기 때문에 욕하는 것이다.

자신의 선택이 도둑질을 하지 않는 것일 뿐,

상황이 되면 언제든 알고 있는 도둑질을

행할 수도 있다는 전제이다.

깨달은 자와 깨닫지 못하는 자,

부처와 중생,

너와 나.

결국 모든 것은 각자의 몫이다.

누가 만들어 그리 되는 것 하나 없다.

내가 보는 것을

그대로 다른 이가 볼 수 있다고 확정하는가?

인연이 된 시공에서 함께

나눈 말과 글자와 모습으로

내가 알아채는 것일 뿐.

나는 올곧게 나로서 보고 듣고 느끼는

우주 그대로일 뿐이다.

존재하는 나로서

서로 인연으로 맺어져

결국 스스로 존귀함을 모두 알기에

다 평등이요,

너와 내가 없음이다.

너와 내가 없음이기에

오히려 나 이외에 누구도 알 수 없다.

그것을 인정하며 자연 그대로 사는 것이

바로 하심이다.

하심은 일부러 그리 함이 아니다.

자연 그대로 존재의 본질이 그러함을

아는 이는 저절로 그리 드러나는 것이다.

천상천하 유아독존.

하늘 위아래 오로지 나 홀로 존재하니,

알 수 있는 이 오직 나뿐이고,

일어나고 지어지는 것도 오로지 나일 뿐이다.

나와 나의 인연됨을 자연 그대로 알아차림은

너와 너 그대로 나와 나

스스럼없이 일어나

아래로 향하는 나 하나뿐이다.

제 3 장

마음을 알고 싶으면 몸을 살펴라

몸이 없으면 마음도, 세상도 없다
― 무심을 바로 보라

인간은 살아가는 동안 쉬지 않고 보고 듣고 말하고 느끼고 생각한다. 우리 몸을 통해 지각된 모든 정보는 뇌에 저장되어 마음을 만드는 재료가 된다. 그렇다면 뇌는 도대체 어떻게 마음을 만드는가? 마음은 어디에서 오는가?

비밀은 복잡하게 형성된 우리 몸의 신경망에서 시작된다. 뇌가 활동한다는 것은 뇌에서 전기가 이동하고 있다는 의미이다. 전기 신호에 따라 뇌는 반응을 한다. 온몸에 퍼져 있는 신경 세포들을 통해 외부에서 지각되는 정보를 수집하는 것이 뇌이다.

인간의 뇌는 최소한 약 1,000억 개의 신경 세포(뉴런)로 이루어져 있다. 신경 세포들은 끊임없이 다른 신경 세포들과 정보를 교환한다. 신경 세포 말단에 있는 시냅스에서 신경 전달 물질을 통해 정보 교환이 이루어진다. 하나의 신경 세포는 한 개의 축삭돌기와 1,000~10,000개의 수상돌기를 가지고 있다. 하나의 신경 세포는 세포체와 축삭돌기와 수상돌기로 이루어지며, 우리 마음의 최소 단위이다.

시냅스는 신경 세포들 사이에서 다리 역할을 한다. 이것이 마음을 만드는 기본 메커니즘이라고 현대 과학은 말한다. 즐겁고 화나고 슬픈 감정들, 생각하고 머리를 써서 문제를 해결하는 지능, 마음을 표현하는 언어 등과 의식을 모두 통틀어 마음이라고 한다. 자신이 무엇을 하는지 아는 것과 자아의 개념, 상대와의 관계 등 모든 정신 활동은 결국 시냅스 기능의 결과인 것이다.

인간은 생각하는 것을 생각하는 특이한 능력을 가지고 있다. 그래서 알아차림이란 수행 용어가 생겼다. 행하는 자와 행하는 것을 보는 자. 맞으면 고통을 느끼는 이유는 물리적 작용을 시냅스에서 빠르게 처리하기 때문이다. 책을 읽을 때도 뇌 속의 시냅스들이 책 속의 정보를 처리한다. 정보가 들어오면 뇌의 지시에 따라 신경망이 처리한다. 운동을 하는 동안에도 뇌 속의 시냅스는 빠르게 모든 것을 처리한다. 순간 결정력도 이런 과정에서 개인마다 차이가 난다. 마음과 시냅스(물질적인 세포의 하부 구조) 사이에는 커다란 틈이 있다.

시냅스를 통해 회로가 만들어지고, 신경 세포가 결합하여 조직이 만들어진다. 조직들은 시스템을 만든다. 시스템의 상호 관계 속에서 정신 기능이 작용한다. 정신 기능의 단계에 따라 일들이 발생하는 메커니즘을 명확하게 이해해야 마음에 대해 알 수 있다. 마음이 생긴다는 것은 몸에서 일어나는 반응을 의미한다. 사랑, 미움, 성욕, 이루고자 하는 꿈까지 우리의 감정은 신경 체계가 전달한다. 결국 신경 체계란 시냅스 사이에서 신경 전달 물질이 나와 화학 작용을 일으키면서 감정으로 표출되는 과정을 말한다.

예를 들어 신경 전달 물질 중의 하나인 도파민 호르몬은 담배나 술, 마약 등에 의해 분비가 촉진된다. 인체는 때에 따라 유효적절하게 신경 전달 물질을 분비해야 한다. 만약 외부 자극에 의해 신경 전달 물질을 분비하는 작용에 익숙해지면 분비 시스템은 더 이상 작동하지 않게 되어 외부 의존도가 높아진다. 인체는 점점 더 많은 양의 외부 자극을 요구하게 되면서 그 자극 요소들에 대한 집착이 생긴다. 집착이 강해지면 중독이 되는 것이다. 중독 또한 뇌의 작용이다. 성형 중독이나 쇼핑 중독도 같은 원리이다. 모든 마음의 작용은 뇌의 작용인 것이다.

뇌의 각 부위는 신경 세포와 시냅스가 뭉쳐져서 만들어진다. 뇌간은 호흡과 혈압 등 우리의 생명 유지에 관여하는 기능을 담당한다. 편도체는 두려움과 공포 등 감정과 관련된 기능을, 해마는 기억을 담당한다. 후각 등 모든 감각은 시상을 거쳐야만 한다. 소뇌는 우리 몸 각 부분의 상호 협조를 담당한다. 뇌의 좌측은 언어를 만들고 논리적인 사고를 하게 한다. 뇌량은 좌뇌와 우뇌를 연결한다. 우측 뇌는 비정상에 매우 민감하게 반응한다. 대뇌의 피질은 4개 영역과 운동을 담당하는 구역으로 나누어져 뇌척수액으로 둘러싸여 있으며, 뇌막으로 감싸져 있다. 측두엽은 언어를 담당하고, 후두엽은 시각 기능을 담당한다. 두정엽은 통증, 온도, 압력, 자세 등 감각을 인식한다. 전두엽은 생각, 계획, 판단 등을 담당하는 뇌의 작전사령부이다.

인류는 여전히 뇌의 활동과 기능을 정확히 알지 못한다. 그중 10% 정도만 알 뿐이다. 중요한 것은 수행자는 과학자나 의학자가 아니라는 점이다. 그럼에도 인체의 기관에 대해 의학도처럼 설명하는 이유는 마음이란 몸의 작용이기 때문이다. 수행자도 몸에 대해 알아야 한다.

신경 과학자들은 뇌가 없다면 마음도 없다고 이야기한다. 뇌 속 시냅스의 연결을 바꾸어 마음도 바꿀 수 있는지를 연구하는 과학자들도 있다. 사람들은 마음이 아프다고 흔히 말한다. 아픔을 느끼는 부위를 만져 보라고 하면 대부분의 사람들은 가슴이나 머리, 배 등 인체의 어느 한 부위를 가리킨다.

수행은 몸과 마음을 둘 다 놓치지 말아야 한다. 어느 한 곳도 소홀히 해서는 방향을 찾지 못한다. 마음을 가지고 몸을 다스리지 못하고, 몸을 가지고 마음을 다스리지 못한다. 이유 없이 마음이 인다면 음식이나 환경, 온도나 기후 등에 따라 신경 전달 물질의 변화가 일어나 인체가 반응했기 때문이다. 갑작스런 변화로 시스템에 차질이 생기면 인체는 방어 체제로 돌입하면서 경직된다. 이때 마음을 컨트롤하려 하지 말고 원인을 찾아 문제를 해결해 주면 마음은 일어나지 않는다. 차를 타서 마음이 짜증스럽다면 어서 내려야 하듯이 말이다.

진리는 지극히 단순하다. 마음은 몸의 작용이다. 마음이 일어 고통스럽다면 몸에 탈이 났다는 것이다. 시시때때로 자세나 환경에 의해 마음이 일어나니 잘 보아야 한다. 자두를 먹어 침이 나오면 이후에는 자두라는 말만 들어도 침이 나온다. 마음도 이와 같이 작용한다. 정보를 받아 스스로 입력한 프로그램에 의해 주어진 조건에 반응할 뿐이다. 자신이 입력한 프로그램대로 정보를 처리하는 과정에서 나쁘다는 선택이 가동되면 몸이 경직되어 고통스러운 마음이 일어난다.

공 디스크에 프로그램을 넣고 자신이 넣었던 초기 값대로 정보가 들어와 처리되는 것과 같은 원리이다. 최초에 값을 입력한 자가 누구인가? 데이터는 오온五蘊에 의해 자동으로 들어온다. 눈, 코, 귀, 입, 촉감, 생각까지 그동안 입력된 프로그램대로 일어나는 마음은 바로 호흡의 문제를 일으켜 몸을 경직시킨다. 에너지 처리에 차질이 생겨 고통받는 세포들의 표현이다. 최초에 입력한 자신의 프로그램대로 나타나는 것임을 알아 무심으로 방향을 잡고 프로그램을 수정하라.

무심은 좋다는 것도, 나쁘다는 것도 아닌 평화로운 상태이다. 인체를 조정하는 힘을 길러 주어야 고요해지고 평화로워진다. 정보가 아프다고 말하는 사람은 없다. 사람들은 마음이 아프다고 말하는데, 정보가 아프다는 말이나 마음이 아프다는 말이나 무엇이 다른가? 마음이나 정보, 생각은 같은 것이다. 그러니 사실 모두 몸이 아픈 것이다. 즉, 아픈 마음은 정보에 의한 주체의 물리적인 고통이다.

몸의 구조와 순환 원리를 알라

인체는 무엇으로 움직이며 생명을 유지해 나갈까? 인체를 움직이는 주 에너지원은 포도당과 산소의 혼합물이다. 이것이 인체의 핵이다. 우리가 숨 쉬는 공기 속의 산소는 코를 통해서 폐를 거쳐 피로 들어간다. 음식은 위장으로 들어가 췌장을 거쳐 세포 구석구석까지 전달된다. 산소는 헤모글로빈이 운반책을 맡아 세포 곳곳에 공급하는데, 그 에너지를 미토콘드리아라는 세포한테 넘겨준다. 여기서 쓰고 남는 부산물인 이산화탄소는 다시 거꾸로 코로 운반되어 밖으로 배출된다. 나머지 찌꺼기는 소변이나 대변이나 땀으로 내보내는 과정이 인체의 전반적인 흐름이며 생명 유지의 과정이다.

인체는 산소와 음식으로 만들어지는 포도당을 미토콘드리아에 공급하여 전체 세포를 움직인다. 산소와 포도당이 인체를 움직이지만, 둘 중 보다 중요한 것은 산소이다. 호흡은 코를 통해 하는 외호흡과 세포 호흡이라고 하는 내호흡이 있다. 내호흡이 기체 교환을 말하는 것이다. 산소가 혈액 속에 얼마만큼 많이 함유되어 있느냐에 따라 인체 전 기관에 공급하는 양, 에너지의 넘침이나 고갈, 기氣의 유무가 결정된다.

기 치료사들이 말하는 기는 무엇인가? 산소가 풍족하게 공급되면 손에 짜릿한 느낌이 오면서 몸에서 야릇한 열이 올라온다. 사람들은 마치 알 수 없는 어떠한 신에 의해 기가 오는 것 같은 착각에 종종 빠진다. 몸에서 일어나는 작용이나 신경의 체계를 전부 살려 과학적으로 분석해야 한다.

인체를 꿰뚫어 알지 못하면 함몰된 신경으로 인한 인체의 반응도 감지를 못한다. 간혹 느끼는 인체의 신경들이나 몸의 작용을 그동안 잘못 입력된 정보대로 받아들이면 안 된다. 인체에 부하가 걸려 나타나는 반응이 마음으로 작용한다. 부하 걸린 뇌의 신경들은 창작력을 더욱 발휘하며 별의별 것들을 만들어 낸다. 인체에 대한 무지가 신비주의나 형이상의 세계로 빠져들게 하는 것이다.

초기에 수행을 하다가 어느 정도 호흡이 깊어지고 산소가 좀 많이 들어오면 몸에서 짜릿한 기운이 돌며 기분도 야릇해진다. '하늘에 있는 천지 기운이 나하고 파장이 맞아서 기가 오는구나' 하고 착각에 빠지기도 한다. 산소가 많이 들어와서 그런 것이다. 높은 산, 좋은 산, 산소가 많아 공기가 좋은 산에 가면 몸에서 기운이 나오는 것처럼 느끼는 이유이다. 산소가 들어와서 포도당을 만나면 화학 반응을 통해 인체의 핵이 되는 미토콘드리아가 에너지로 전환한다. 고농도의 산소가 들어오면 에너지가 넘치게 되어 기운을 쉽게 느끼는 것이다.

인체는 즐거움을 느끼는 엔도르핀, 쾌감을 느끼는 도파민, 만족을 느끼는 옥시토신, 포근함을 느끼는 멜라토닌, 포만감을 느끼는 콜레시스토키닌, 행복감을 느끼는 세로토닌 등의 호르몬을 분비하며, 호르몬에 따라 감정이 달라진다. 호르몬의 변화와 인체의 화학 반응까지는 현대 과학으로 증명이 가능하다.

단전이 열리고 임맥과 독맥이 열리면 여러 호르몬이 몸에서 나온다. 좋은 호르몬이 나와야 갖지 않아도 가진 듯이 욕심이 생기지를 않는다. 수행을 통해 좋은 호르몬이 인체에서 자동적으로 나오면 더 이상 환경과 대상에 상관없이 마음은 평화롭게 된다. 이것을 에너지로 해서 우리 몸은 원활하게 움직이게 된다. 인체가 필요로 하는 모든 호르몬이 생성되어 돌아가면 무심을 이루는 것이다. 곧 수행의 방향이고 목표이다.

주목할 것은 우리 몸 중에서도 가장 에너지를 많이 소모하는 곳이 뇌라는 사실이다. 머리의 무게는 1.4kg밖에 되지 않지만, 전체 산소 흡입량의 약 20%가 뇌로 올라간다. 우리가 소비하는 포도당의 약 50%도 뇌로 올라간다. 많은 에너지를 요구하는 곳이 뇌이며, 인체의 어떤 장기보다 중요한 기관이다.

왜 뇌는 많은 양의 산소와 포도당을 요구할까? 우선 산소가 많이 필요하다는 것은 그만큼 일을 많이 하고 있다는 의미이다. 인체 중에 과연 마음대로 움직일 수 있는 장기가 있을까? 마음대로 움직일 수 있는 장기는 하나도 없다. 이른바 자율 신경계이다.

인간이 마음대로 움직일 수 없는 모든 근육은 불수의근이라 한다. 인간이 마음대로 움직일 수 있는 근육은 수의근이다. 수의근은 팔다리처럼 움직일 수 있는 근육을 말한다.

허파 속에 붙어 있는 바늘보다도 가는 세기관지 속에도 있는 근육을 민무늬근이라고 한다. 민무늬근도 불수의근이다. 어깨나 등이 아파서 고통받는 사람이나, 숨을 크게 들이키고도 답답하게 숨이 안 들어오는 사람은 모두 폐와 관련이 있다.

천식 같은 질병이 있으면 세기관지가 막혀 좁아져서 산소가 적게 들어온다. 세기관지에서 발생하는 이상 증세는 민무늬근을 수축하게 한다. 폐가 수축하여 찌그러든다는 의미이다. 민무늬근이 찌그러들면 산소 공급을 못 받아 에너지를 유발할 수가 없어 여러 가지 병의 원인이 된다. 산소를 공급받지 못한 인체는 포도당만으로는 아무 기능도 할 수가 없다.

수행자들이 조심해야 할 점은 유전 정보적인 호흡을 인위적인 호흡으로 바꾸는 것이다. 수많은 세월 동안 호흡하는 동안 자기 생각대로 길게도 했다가 짧게도 했다가 한다. 호흡을 함부로 건드리면 부작용이 생겨 민무늬근이 수축되어 버린다. 민무늬근은 강한 스트레스를 받으면 수축되어 버린다. 스트레스를 받으면 민무늬근뿐만 아니라 모든 불수의근도 전부 줄어들어 수축된다.

불수의근이 가장 많은 곳이 혈관이다. 혈관은 전부 민무늬근으로 되어 있다. 스트레스를 받으면 우리 몸속에 있는 전 혈관의 근육이 수축되어 모세혈관으로 내려가는 혈관이 막힌다. 이내 머릿속에서 연쇄적으로 스트레스를 받아 더욱 많은 양의 산소를 필요로 한다.

스트레스를 받으면 복부가 경직되고, 하체로 내려가는 피는 복부의 경직으로 눌려 차단된다. 피가 갈 곳이 없으니 머리로 솟구쳐 올라간다. 머리는 더욱 많은 산소를 요구하지만, 산소를 충분히 충전하지 못한 피가 머리로 솟구치면 뇌에 압력이 차게 된다. 압력이 차고 또 차서 나중에 뇌출혈이 걸릴 때쯤에 콧속에 혹이 하나 생긴다. 그러니 콧속에 혹이 있는 사람들은 조심해야 한다.

콧속에 혹이 생기면 어떤 상황이 벌어질까? 산소의 통로가 혹에 막혀서 더욱 산소가 줄어든다. 악순환이 지속되면서 산소가 부족한 혈액이 머리로 올라가는 증상을 일컬어 상기병이라 한다. 신경성 두통, 신경성 위장염, 신경성 대장염, 신경성 관절염 등 '신경성'이란 병이 원래 있었던가? 병명이 없으면 무조건 신경성이라는데, 이때는 뇌를 보아야 한다.

뇌는 자율적으로 움직이는 모든 불수의근을 장악하고 있다. 뇌에 치명적인 손상이 오면, 즉 산소가 부족하면 대장도 안 움직이고, 위장도 안 움직인다. 심장은 더욱 박동을 강하게 하고, 혈관은 쭈그러든다. 산소가 부족하면 인체의 많은 기능이 떨어진다. 산소 결핍에 의한 당연한 현상임을 자각해야 한다.

신선한 산소를 충분하게 허파꽈리까지 밀어 넣어 이산화탄소를 가지고 빠져나가게 하려면 호흡을 느긋하게 천천히 해야 한다. 우리는 지금 어떻게 하고 있을까? 산소가 들어왔다가 바로 급하게 빠져나가는 호흡을 한다. 들어오던 산소는 허파꽈리까지 충분히 도달하지 못한 채 이산화탄소에 의해 밀려 다시 나간다. 충분한 산소가 흡입되지 못하는 것이다. 또한 이산화탄소는 미처 다 빠져나가지 못하고 다시 심장으로 흘러들어 온몸을 순환한다. 이렇게 들이마시고 다시 뱉어 내는 과정의 반복이다.

그래도 인체는 살아 있다. 호흡을 분석해 보면 들이마신 공기 중의 산소는 20.98%, 폐로 들어왔다 배출되는 공기 중의 산소는 16.5%에 달한다. 대기 중의 산소 20.98%를 모두 사용하지 못하고, 4.48% 정도만 사용한다. 4.48%만 이산화탄소로 나오고 16.5%의 산소가 도로 나오면 나머지 이산화탄소는 다시 몸으로 들어가게 된다. 그러니 대기 중의 산소 20.98%가 아닌 4.48%라는 저농도의 산소를 마셨다는 의미이다.

호흡이 반복되다 보면 몸에는 노폐물이 점점 쌓여 간다. 모든 질병의 근원이 호흡이다. 이런 원리를 모른 채 인류는 계속해서 원인 모를 병에 걸려 가고 있다. 도를 이룬 사람들이 얼마나 건강한지를 알면 답이 보인다. 정상적인 성인의 호흡수는 분당 약 18회 정도이지만, 수행이 깊어지면 평상시 분당 약 6회, 수련 시 분당 약 1회 정도이다. 호흡수가 적어지면 신선한 산소를 깊숙하게 들이마실 뿐 아니라 에너지의 소모량이 급격하게 줄어든다.

보통 사람들은 횡격막을 움직이는 데 많은 에너지를 소모한다. 또한 머리에 생각이 있으면 에너지가 필요하고, 에너지가 필요하면 산소가 필요하다. 산소가 필요하면 횡격막을 움직여야 하고, 횡격막을 움직이려면 또 에너지가 필요하다. 아무 생각도 일어나지 않는데 호흡은 1분에 한 호흡밖에 하지 않는다. 에너지도 사용하지 않은채 고요히 앉아 있으면 남는 에너지가 어디로 갈까?

이때 몸에 흐르는 전류가 '참기'이다. 결국 내 몸에서 소비되는 에너지를 최대한 줄여야 한다. 수행의 가장 핵심은 생각을 줄여 머리에서 필요로 하는 피와 산소의 양을 줄이고, 남는 에너지를 미토콘드리아에 축적시켜 힘이 생기게 하는 것이다. 그러면 몸이 간질간질하며 힘이 넘쳐 난다. 이것이 미토콘드리아에 의해 나타나는 전류이다. 자르르 감전된 것 같은 느낌이 바로 '기'이다.

이제 수행도 과학적이어야 한다. 염증으로 시달리는 뇌가 만든 허상을 쳐다보지 말고 오직 자신의 몸만 쳐다보라. 몸에 나타나는 반응들을 유심히 지켜보아야 한다. 나쁜 반응인지, 좋은 반응인지를 사색을 통해 세밀하게 검토하면서 한 발 한 발 과학적으로 정진해야 한다.

마음은 몸의 신호,
몸이 평화로우면 마음도 평화롭다

우리 인체는 그동안 길들여진 이분법적 분별심에 따라 눈, 코, 입, 귀를 통해 뇌로 들어온 정보에 의해 행복 호르몬이나 스트레스 호르몬을 분비한다. 정보가 나쁜 것이라는 분별심으로 처리되면 스트레스(경직) 호르몬을 분비하여 몸이 경직되고 부하가 걸린다. 정보에 의해 몸이 고통받는 것이다. 반대로 좋은 것이라는 분별심이 작동하면 행복(이완) 호르몬을 분비한다. 그동안 습관 들여진 대로 확립된 익숙한 시스템에 따라 몸이 이완되고 편안해진다. 정보가 몸을 굳게 하고, 의식이 호르몬을 분비하거나 안 하게 하는 원리이다.

의식이 뇌를 건드려 호르몬 작용을 일으켜서 몸을 경직시키거나 이완한다. 이완이든 경직이든 정보에 의해 일어난다. 인간이 생겨나면서 주입하는 최초의 입력 값에 따라 정보가 만들어지는데, 최초의 값을 누가 입력했는가? 자신이 스스로 입력한 것이다. 최초의 값을 조정하는 것이 수행의 핵이다. 최초에 입력한 의식을 보는 것이 견성이고, 그래야 꿈에서 깬다.

궁극적인 깨달음까지 가는 길은 최초의 값을 지우는 것이다. 의식이 결국은 신경을 만들면서 인체가 자연과 조화를 이루어 생명 유지를 가능하게 한다. 어떤 생명체든 자연계에 살기 위해서는 호흡을 해야 한다. 선택의 여지가 없다. 살기 위해서는 자연에 안겨야 한다.

유전 정보에 의해 호흡 신경이 생성되었어도 자연에 부합하기 위해 의식을 이용하여 확립되어 간다. 갓 태어난 아이들은 대소변을 가리기가 저마다 달라 몸이 하고 싶은 대로 배설한다. 문화와 문명권에 살아가면서 저마다 다른 배설 시간을 동일한 시간대로 습관을 바꿔 간다. 이런 시스템 자체가 의식을 넣어서 몸을 컨트롤해 가는 하나의 예시이다. 배설 체계의 조화를 이루기 위해 의식으로 방광과 요로와 배설을 담당하는 뇌까지 신경을 연결시키는 것이다. 핵심은 무의식으로 만들어진 태아 때의 신경을 의식으로 확립하여 조절이 가능하다는 것이다.

가장 중심이 되는 인체의 호흡 신경도 이와 같다. 호흡 신경을 조절하지 못하고 살아가기 때문에 부하가 걸리고, 오류가 생기고, 병이 걸리고, 마음 고통을 받는다. 무의식 상태라야만 호흡을 할 수 있고, 의식적으론 할 수 없다고 해보자. 독가스가 퍼져 숨을 참아야 하는 상황에서 무의식으로만 호흡이 가능하다면 숨을 참지 못하고 죽을 것이다. 의식을 이용하여 독가스의 흡입을 차단하여야 살 수 있다. 이처럼 인체의 여러 신경들은 의식과 맞물려 돌아간다.

인체는 대략 20세 전까지는 성장하면서 의식으로 호흡 신경과 호흡 근육을 서서히 굳게 만든다. 이를 감지하지 못하는 까닭은 인체의 생명 유지 시스템이 복잡 다양하면서도 탁월하기 때문이다. 인체를 모르고서는 마음의 작용을 알 수 없다. 옛 부처님들은 과학 기술이 없어서 몸에서 벌어지는 현상에 따라 나타나는 마음만을 가지고 수행을 이야기했다. 지금은 입력된 정보를 몸이 처리하는 과정에서 생기는 현상이 마음이라는 것을 자료화하여 과학적으로 증명 가능한 시대이다. 과학 시대의 각자라면 과학적으로 수행을 지도하는 것이 순리이며 자연의 조화로움이다.

어떤 이는 폐의 용량이 300cc이고, 어떤 이는 500cc, 어떤 이는 1,500cc로 각각 다르다. 폐는 관리하기에 따라 커지기도 하고 줄어들기도 한다. 폐가 크면 에너지원인 산소 공급이 원활하다. 흉부가 크고 복부도 이완이 많이 되면 횡격막의 상하 운동이 수월하고 혈액 순환이 잘된다. 산소가 중요 에너지원인 인체의 뇌도 편안해진다. 반면 폐가 작으면 몸은 경직되고, 찌그러진 몸의 각 기능도 떨어진다. 에너지 부산물의 처리가 미흡하여 온몸에는 염증이 기승을 부리게 된다. 뇌의 에너지원인 산소 공급에 차질이 생겨 고통스러울 것이고, 뇌의 고통이 결국 마음을 만들어 낸다.

인체는 무차별적으로 용량이 줄어들어도 알아차리지 못한다. 부하가 걸려 숨이 안 들어와야 뒤늦게 알아차린다. 왜 이렇게 늦게야 알게 될까? 의식으로 만들어지는 몸은 의식으로 병들고, 의식으로 고통받는다. 몸은 바라보지 못하고 의식만을 보는 것이 지금의 인류이다. 결국 병이 깊어져야만 호흡이 안 들어온다는 사실을 알게 된다. 의식으로 살피려 하니 부하가 더욱 걸려 인체는 고통이 깊어진다. 호흡이 안 들어올수록 의식으로 잡고 있는 의식을 놓아주어야 하는데, 체득이 없으면 알 수 없어 이해하지 못하는 것이다.

호흡으로 살며 호흡으로 고통받는다

호흡에 관여하는 인체 기관은 연수라고 하며, 척수와 뇌교 사이에 위치하고 있다. 연수는 척수, 뇌교, 연수를 통과하는 모든 상행 및 하행 섬유 통로 사이를 연결한다. 심장 박동, 혈압 조절, 호흡, 소화 기능을 조절하는 생명 중추가 이곳에 존재한다. 태어나는 순간부터 시작하는 호흡은 본능적이다. 누구에 의해 학습된 것이 아니다. 인체는 대부분의 생명 유지 시스템을 태아 시기에 만들었다가 태어난 이후에 확립해 간다.

인체의 복잡 미묘한 모든 활동에 필요한 에너지원은 산소이다. 산소는 모든 것이 그러하듯이 균형이 핵심이다. 산소는 썩게도 하고 발효시키기도 하며, 인체를 죽이기도 하고 살리기도 한다. 무엇이든 썩는 것과 발효의 차이에는 균형이 존재한다. 세상에는 좋은 것과 안 좋은 것이 어울려 있다. 안 좋은 것은 좋은 것을 좋다고 판단하게 만드는 지표 역할을 한다.

그렇다면 호흡의 균형은 무엇일까? 시간과 정성과 관심을 두면 이롭게 잘 성장하지만, 방치하면 부패한다. 인체가 호흡을 할 때는 어느 한 곳에 치우침이 없어야 균형 속에서 생명을 유지해 나갈 수 있다. 만약 의식이나 물리적인 조건 등에 의해 균형이 깨진다면 살고자 하는 호흡을 통해 인체의 어느 곳에 부패가 일어난다. 이것이 염증으로 표현되는 것이다.

인간은 감정의 변화에 따라 심장의 박동수가 달라지고 호흡에 변화가 생긴다. 인체에 반응이 나타나지만 늘 아무런 인지 없이 호흡하고 있다. 느끼지 못할 뿐 의식이 들어오면 호흡은 자기 리듬을 잃는다. 이때 변화되는 산소량은 인체의 생명 유지 시스템을 긴장시켜 몸을 경직시킨다. 인체의 메커니즘은 악순환으로 변환되고, 광범위한 신경 네트워크는 다양한 방법으로 신호를 보내온다. 화, 짜증, 두려움, 기절 같은 현상으로 나타나는 것이다.

부처의 호흡과 중생의 호흡은 확연하게 차이가 난다. 옛 부처님께서 인생은 태어나면서부터 '고'라고 한 의미는 산소에 있다. 인체를 꿰뚫는 체득 없이 고에 대한 의미를 정확하게 전달할 수 있을까?

몸을 바로 보는 지혜가 없으면 불가능한 일이다. 호흡을 통해 살기도 하고 죽기도 하는 원인은 숨을 쉴 때 인체에 걸리는 부하이다. 부하가 걸리면 의식으로 인해 호흡의 메커니즘이 차단되면서 호흡의 통로를 조금씩 함몰시킨다.

그러니 몸을 등한시하고 어떻게 무심을 이루겠는가! 마음은 세포의 표현이다. 세포에 염증이 생기는 것은 스트레스 때문이다. 사실상 외부적인 스트레스보다 내부적인 스트레스가 더 강하다. 내부적인 스트레스란 호흡으로 인해 생기는 부하를 말한다. '호흡에 부하가 걸리지 않게 몸을 만들어 가야 한다'라는 설이나, 옛 부처님이 하신 '숨을 바라보며 번뇌와 망상을 내려야 숨이 깊이 들어오고 나간다'는 설이나 같다.

체득이 없다 보니 형이상학적으로, 추상적으로 수행 문화가 혼탁해졌다. 《법화경》도 체득이 없는 상태에서 잘못 보면 전부 귀신 놀음처럼 보인다. 인체를 꿰뚫으면 상대를 감지하게 된다. 상대가 화를 일으키는 것은 그만큼 심한 경직으로 인체의 고통이 극에 달했다는 의미이다. 인체를 통해서 알지만, 설명을 하여도 중생들은 인체를 다 열어본 체득이 없다. 당연히 사주팔자를 보거나 신의 영역으로 돌린다. 때로는 도통하여 큰 능력이라도 얻은 것처럼 잘못된 판단이나 행동을 한다. 모두 '상相' 때문이다. 자신을 내보이고 싶은 '상'은 진리가 아니다.

무심자는 '아我'가 없어 자신을 내보이고 싶은 마음이 생기질 않는다. 그런데도 중생들은 눈에 보이는 현상만을 쫓아가니 혼탁하다.

능력이 없는 것이 부처다. 단지 안다는 것은 대자연과 조화를 이룰 줄 안다는 것뿐이다. 수행은 실체적이다. 석가모니가 일러 준 대로 자신의 몸과 마음을 통해 수행에 전념을 해야 한다. 인류의 추세가 서서히 무지에서 눈을 뜨는 상황이다. 배 속의 모든 장기들이 눌리지 않도록 균형 있는 호흡을 통해 몸통을 펴라. 이것이 답이다.

삼
무
집
신

근육의 경직과 신경의 함몰,
그리고 몸과 마음의 이완

    먼저 인류가 처해진 상황을 보자. 2,000~3,000년 전과 지금의 다
른 점은 우선 지구가 환경 오염에 노출되어 있다는 것이다. 지구에
서 만들어지는 모든 먹거리는 인체가 생명 유지 시스템을 유지하도
록 해주지 못할 만큼 오염되었다. 인류는 오랜 세월 살아오면서 필
요한 호르몬을 생물체로부터 공급받으며 인체의 생명 유지 시스템
을 진화시켜 왔다. 인체는 생명 유지를 위한 필수 요인인 신경 전달
물질을 자연계로부터 공급받아 왔다. 현재 자연계는 무분별한 개발

과 파괴, 오염으로 본연의 성질을 잃어 제 기능을 하지 못하고 있다. 인류는 병든 지구와 더불어 병들어 가고 있는 현실이다. 인체는 끝없는 경직으로 고통받고 있는 것이다.

현생 인류의 근간이 되는 호모사피엔스는 전 인류였던 네안데르탈인에 비해 힘이 약하고 두개골의 크기도 작았다. 주목할 것은 호모사피엔스는 다양한 음식으로 에너지를 충당했다는 사실이다. 조개류나 과일, 식물과 동물 등 다양한 먹거리와 바닷가 주변에서 주로 서식지가 발견되는 점을 미루어 보면 밀물과 썰물 같은 시간과 날짜를 계산하여 수렵과 채집을 하였다. 살기 위해 지능을 개발해 갔으며, 다양한 음식들의 영양소는 두뇌 개발을 가능하게 하였다.

네안데르탈인은 육식 위주의 음식 문화였고, 추운 곳에서 생활하며 몸을 경직시켰다. 육식 위주의 식생활은 그들을 거친 사냥터로 몰아 더욱 경직된 삶을 살게 했다. 결국 현생 인류보다 몇 십 배는 더 오래 지구에서 살았던 경험들을 뒤로한 채 사라졌다.

현생 인류의 진화 과정에서 확립된 인체 시스템은 경직된 몸을 이완시키고자 이완 호르몬을 필요로 한다. 그러나 지금은 환경 파괴로 인해 지구 환경의 생명체에서 얻지 못하고 있다. 인간이 본성을 찾으려면 오염되지 않은 초본을 찾아 인체가 필요로 하는 호르몬을 지속적으로 섭취하여야 한다. 인체가 원하는 조건을 부합하여 오랜 시간을 들여 몸을 원래대로 돌려야 한다.

잘못된 환경에서 의식화된 마음(정보)을 수정해서 본연의 모습으로 돌아가는 것이 수행자의 길이다. 중생의 몸으로는 인체가 어떠한 호르몬을 요구하는지조차 알 수가 없다. 음식의 양으로만 채우려 하니 세포는 점점 병들고 만다. 병든 세포를 약물로 버티다 몸과 마음은 더욱 피폐해진다. 몸이 고통에 처해 마음이 치닫게 되어 몸과 마음을 함께 보지 못하니 방향을 잡지 못한다.

인체 신경의 분포는 앞뒤가 달라서 사람들이 쉽게 느끼지를 못한다. 앞으로 내려가는 신경은 호흡 신경들이 대부분이고, 뒤의 신경은 중추 신경을 말한다. 중추 신경이 이완과 경직에 관여한다. 중추 신경이 굳어 잡고 있으면 호흡 신경이 열려도 호흡 근육을 들어올리지 못한다.

앞의 근육이 풀려서 호흡 신경이 호흡 근육을 들어 올리려면 중추 신경이 이완되어어만 한다. 허리 부위 뒤쪽에는 많은 근육이 있어서 의식이 들어오면 주로 중추 신경이 경직된다. 더불어 의식으로 호흡을 밀면 강한 부하가 생기는 것이다. 들숨 때 중추의 힘을 빼주고 의식을 내리도록 하여 숨을 쉬어야 한다. 중추가 이완되면 등 뒤에 뭉쳐 있던 근육이 놓아지며 살이 빠진다. 살이 빠지면 세포 단위의 면적이 쫀쫀하게 살아난다.

중추에서 힘을 빼는 것이 쉽지 않다. 대부분 힘을 빼느라 허리가 바르지 못하고 자세가 흐트러진다. 이것은 어긋난 방향이다. 누워서 허리의 자세가 틀어지지 않도록 고임을 하고 이완하여야 한다. 바로 수신오도의 핵이다. 중추의 신경을 이완하려면 마음을 내려놓고 몸에 힘을 빼 주어야 가능하다.

무의식으로 설계된 신경을 장악하라

인체는 무의식과 의식으로 신경 체계를 확립해 나간다. 무의식이란 태아 상태에서 형성된 의식이다. 무의식이 의식이 아니라는 말은 아니다. 단지 기억되지 않았을 뿐, 무의식도 의식임을 알아야 한다.

태아는 호흡이 필요 없고, 소화 기관이 필요 없으며, 배설 기관도 필요 없다. 저중력이라 저항도 거의 받지 않는다. 에너지를 확보해야 할 노력도 필요 없어서 부하도 거의 없다. 처리해야 할 정보들도 없는 태아 상태에서 형성되었던 신경들과 조직들과 기관들이 인체의 전반적인 부분을 차지한다.

무의식도 의식이다. 태어나기 이전에 무의식으로 형성된 신경 체계를 '나'라는 상은 기억하지 못하지만 세포들은 모두 기억한다. 무의식을 기억하는 것이 '참나'이다. 무의식을 기억하지 못하는 것이 가짜요, 꿈이요, 전도몽상顚倒夢想이다. 무의식을 기억하고 제어 가능한 것이 참나요, 진아眞我이다.

무의식으로 입력된 모든 것들을 컨트롤하는 자가 각자다. 분별심도 무의식으로 최초에 각인되는 것이다. 다만 기억을 못할 뿐이다. 무의식 상태에서 분별이 만들어지며 신경도 만들어지는 것이다.

무의식 상태에서 만들어진 신경이 건들리면 고통을 받는다. 수행자들이 알아야 할 것이 있다. 무심은 진리이다. 고통받을 때 마음은 없는 것이다. 마음을 보지 말고, 마음이 고통받는 것이란 착각을 하지 말고, 몸을 보아야 한다. 결국 마음으로 오는 고통은 의식이 만들어 내는 몸의 고통임을 먼저 인지해야 한다. 이것이 토대가 되어야 정견과 정사유가 가능하다.

수행자들이여! 바르게 깨어 인류의 무지에 종지부를 찍어야 한다. 각자는 태아 당시의 기억을 확연하게 안다. 태아 당시 만들어진 의식과 태어난 이후에 들어오는 의식을 안다. 의식을 이용하여 만들어진 신경까지, 또한 그 시점까지 실제 알아차리고 있다.

사람들은 일어나는 마음만을, 인위적으로 들어온 마음만을 알아차릴 뿐이다. 이제야 인간에 대해 알아 가는 단계이다. 인간의 기억이 각각 다르듯 마음이 만들어지는 원리도 모른다. 알아차린다고 해도 인위적으로 들어온 것만을 알 뿐이다. 그것은 모두 가짜다. 가짜라는 사실을 알아 이끌리지 않아야 비로소 잠에서 깨어난다. 꿈에서 깨면 알 것이다. 죽음 이후에는 아무것도 없음을.

다만 보여 줄 수 없고 느끼게 해줄 수 없어서 잠자는 자를 깨우지 못하는 것이다. 생명체가 만들어지면서부터 초기 값이 설정된다. 초기 값이 분별력의 토대가 되어 존재하면서부터 의식은 함께해 왔다. 초기 값을 바탕 삼아 이분법으로 거듭 만드는 의식은 인간이 숨을 쉬면서 산소를 공급받아 생명을 유지하는 것과 산소를 공급받아 산화되며 죽어 가는 것처럼 별반 다르지 않다. 늘 거기 그대로 있었다. 그것을 바라보는 순간 그대로의 모습에서 변질되면서 '나'의 상으로 축소되어 가두는 것은 유연함이 아니면 깨기 힘든 딜레마다.

마치 인체의 근막과 같아서 힘이 필요한데, 그 힘은 두 가지가 어우러져야 한다. 유연함과 강직함의 조화가 필요하다. 두 가지 요소가 균형을 이루어야 자연과 조화를 이루는 수행의 참맛을 알게 될 것이다.

삼
무
정
신

의식으로 시냅스를 통제하라

우리 몸에는 많은 신경이 분포되어 있다. 더불어 시냅스도 함께 분포되어 있다. 대부분의 사람들은 점점 굳어 가는 호흡 신경으로 호흡하면서도 인지하지 못한다. 인체에서 생명 유지에 직접적인 영향을 미치지 않는 신경들이 차단되는 속도가 느리기 때문이다. 예를 들어 무겁던 발이 가벼워지는 것과 같다. 발을 아주 못 쓰는 것은 아니어서 신경이 죽어도 감지를 못한다.

사지를 움직이는 뇌에 제어 장치가 필요한데, 바로 시냅스의 수상돌기이다. 몸이 죽어 있음은 신경이 죽고 시냅스도 사용하지 않아 죽었다는 것이다. 수행을 통해 반복적인 연습을 하면 신경이 살아나고 시냅스 수도 증가한다. 기존 수행에서는 관법으로 살리려 했으나 불가하다. 관하는 대상이 자신의 몸이라야 제대로 된 관법이다.

산모를 보라. 산모는 태아의 태동을 느끼며 인체의 변화에 강하게 몰입하여 인체를 빠르게 살려 낸다. 태아를 키우기만 해도 인체에 큰 부하가 걸리는 것이 당연한데도 여성이 임신하여 건강을 회복하는 경우가 있는 까닭이다. 관법과 같이 자신의 몸에 강하게 몰입하여 시냅스를 증가시킨 것이다. 시냅스가 늘어나면 감정이 풍부해지고 의식도 편안해진다.

뇌 속에 들어 있는 모든 신경은 축삭과 수상돌기의 시냅스에 의해 증식하고 소멸한다. 신경은 계속적인 반복과 학습으로 생성되며, 사용하지 않거나 신경 전달 물질이 부족하면 사라진다. 인체는 입으로 먹는 음식물에서 신경 전달 물질을 만들어 내는 원료를 공급받는다. 함몰된 신경에 의식을 넣어 살려 내면서 동시에 호르몬도 적절하게 분비되어야 한다. 호르몬의 원료는 특정한 초본에 가장 많이 들어 있다.

시냅스를 상호 연결하는 수단인 신경 전달 물질을 만들지 못하면 신경은 살릴 수 없다. 호흡 신경을 살려 인체를 본신으로 돌리려면 먼저 근막과 근육을 살려야 하고, 시냅스도 형성시켜야 하고, 또한 신경 전달 물질을 만들어야 한다. 의식을 이용해 반복 학습으로 시냅스를 살려야 한다. 시냅스가 의식이고, 시냅스가 뇌다. 수행의 5

대 요소를 완벽하게 구축하는 자가 부처다.

시냅스는 양면성이 있다. 우리의 의식을 계속 한곳으로 몰고 가더라도 극에 달하면 뇌에서 모르핀 호르몬이 나온다. 가령 고통스러움이 극에 달한 상태라면 뇌에서는 반드시 모르핀이 나온다. 시냅스 작용이 인체의 극한 스트레스를 뛰어넘으면 이완 호르몬, 즉 모르핀이 만들어지게 된다.

시냅스는 좋은 의식 하나만을 증가시키는 것이 아니다. 상응하는 반대 시냅스도 반드시 만든다. 즉, 제어 장치를 만드는 것이다. 좋은 의식만 의념을 둬서 계속 그쪽으로 시냅스가 증가할수록 나쁜 스트레스를 만드는 시냅스도 똑같이 증가한다. 좋은 것과 나쁜 것을 정복하고 나면 불행과 행복은 없다는 결론이 나온다.

좋은 방향으로만 습을 들여 시냅스(=의식=마음)를 만들어 냈다면 의식을 한쪽으로 치우치지 않게 하는 것이 중요하다. 마음이란 머릿속에 들어 있는 신경을 연결시켜 주는 수상돌기이다. 좋은 습을 들이면 좋은 수상돌기만 나올 거 같지만, 지나치면 옆에 같이 붙어 있던 나쁜 수상돌기가 작동해서 나쁜 호르몬도 만든다.

좋은 일만 의식으로 자꾸 몰고 가서 그쪽 시냅스만 만들지 말고 제어하는 것이 수행이다. 의식을 좋은 쪽으로나 나쁜 쪽으로 치우치게 만들려 하지 말라. 시냅스들이 고요히 제대로 활동하도록 호르몬을 제대로 공급시켜 주면 기존에 가지고 있던 시냅스만으로도 충분히 평화를 누리며 살 수 있다. 좋은 것이든 나쁜 것이든 지나치게 치우쳐 버리면 반대급부의 시냅스와 호르몬도 따라붙는다.

호흡 근육을 계속 쓰려고 반복하면 그쪽 시냅스 수가 증가한다. 의식을 넣어 신경을 살리면 시냅스도 같이 증가한다. 또한 인체 전체를 다 사용했던 호흡 신경과 연결된 모든 조직을 재생하려면 시냅스와 신경 전달 물질은 비례하여 증가해야 한다. 기존의 먹거리로는 충분한 호르몬을 만들지 못해서 수행을 성공하기가 불가능했다. 왜 신선들이 먹거리를 따로 만들어 먹었는가를 알 수 있다.

자율 신경계처럼 수용체를 조절하기 위해 인체는 좋은 것만 만들지는 않는다. 반대되는 나쁜 것도 함께 만든다. 시냅스가 연결되면 잊었던 감정들이 되살아나기도 한다. 가슴이 커지려고 하면 호르몬이 울컥 나오면서 감정이 북받치기도 한다. 시냅스가 활성화되면서 시각 신경이 자극을 받아 기억 이미지가 선명하게 나타나 스쳐 지나가기도 한다.

인체의 설계도를 변경하라

신경이 죽는 원인으로는 자세의 불균형, 호르몬 결핍, 의식에 의한 신경 차단 등이 있다. 사람마다 조금씩 체형에 따라 부위가 다르지만, 한번 함몰되기 시작하면 중추 신경의 지배를 받아야 하는 근육들이 호흡 신경의 지배를 받는 근육들을 잠식시켜 굳게 한다.

굳어 버린 인체를 살리려면 근육과 근막을 이완시키고, 함몰된 신경을 살려 내고, 뇌의 시냅스를 증식시켜 호르몬이 줄줄 흐르도록 만들어야 한다. 호흡 신경이 전부 살아나야 하고, 가슴이 막혀 있다면 먼저 뚫어야 한다. 이때 뇌와 연결된 시냅스를 활성화시켜 정상적으로 작동시키기 위해서는 호르몬의 양을 늘려 주어야 한다.

인체 전체를 살리려면 먼저 복부의 모든 신경을 살리는 것이 중요하다. 복부의 신경이 살아나면 옥침도 함께 열리고, 시냅스도 증가하고, 호르몬도 증가한다. 몸 자체에서 호르몬이 충분히 분비되면 백회가 시원하게 열리며, 머리에 시냅스가 충분히 증식된다. 머리가 뻥 뚫린 듯, 참기운이 들어온 듯, 천지의 기운이 들어온 듯 머리통이 시원해지면서 혜안이 열린 상태가 바로 《능엄경楞嚴經》의 도태도道 胎圖이다. 어떠한 정보에 의해 호르몬을 만들지 않고 스스로 자체적으로 호르몬을 만들어 내는 자가 각자다.

머리에서 하복부까지 연결된 모든 신경을 살려야 한다. 호흡을 할 때 강한 의념을 두어 흉부와 복부를 들어 올리면 시냅스가 늘어난다. 이것을 반복해서 연습(수행)해야 시냅스가 살아난다. 복부, 즉 단전의 모든 신경을 살려 시냅스의 지시를 따라 전부 들어 올릴 수 있게 되면 호흡 시의 부하는 사라진다. 부하가 사라지면 온몸이 평온해지고 마음은 고요해진다. 외부의 대상에 의해 좌우되는 어떤 마음도 일어나지 않는 무심의 상태에 이른다.

호르몬을 만드는 음식을 먹어라

우리의 무너진 인간성을 회복하지 못하는 이유는 의식만이 아니라 물질에도 있다. 본성을 찾지 못하게 된 이유가 우리 내부는 물론 외부적인 먹거리 환경에도 있다는 것이다. 수백 년을 거치며 각자가 없는 이유를 우리 내부에서 찾는 것도 맞지만, 외부에서 투입되는 물질(원료)에서도 찾아야 한다.

우리는 의식으로 호르몬을 중단시켜 신경 세포와 뇌세포를 죽일 수도 있고, 반대로 살려 낼 수도 있다. 의식으로 신경을 살려 내어 뇌세포를 연결시킨다 할지라도 호르몬을 공급해 주지 못하면 소용이 없다. 신경 호르몬을 만드는 기초 단위인 최초의 원료가 먹거리에서 시작된다.

오늘날의 먹거리는 중추 신경을 연결시켜 주는 호르몬의 함유량이 과거에 비해 현격하게 떨어져 거의 바닥 수준에 이른다. 턱없이 부족한 신경 전달 물질로 인체를 지탱하려다 보니 점점 굳어 갈 수밖에 없는 상황이다. 인체가 굳어 가는 상황에서 부족한 부분을 채울 방법은 먹는 양을 늘리는 것뿐이다. 그로 인해 현대인들은 점점 비만해지기만 하고 오히려 세포는 병들어 가는 형국이다.

과학자들은 어떤 먹거리에서 신경 전달 물질이 만들어지는지를 아직 밝혀내지 못하고 있다. 신경 전달 물질의 원료는 음식으로 공급받는데, 특히 초본에 많이 들어 있다. 역사적으로 많이 쓰던 초본들은 지금 거의 고갈 상태이다. 예전에 재배해서 먹던 초본 속에는 많은 양의 호르몬이 들어 있었지만, 지금은 미량의 호르몬만 남아 있다. 인체가 충분히 이완할 양을 채워 주지 못한다.

좋은 초본을 먹지 않고는 천하 없는 사람이라도 중추 신경을 이완할 수 없다. 의식만 가지고, 의지만 가지고, 상근기만 가지고 깨달음으로 가기에는 역부족이다. 먹거리는 반드시 챙겨야 하는 수행의 필수 과목 중 하나다. 옛 선지식들은 먹거리를 직접 만들어 먹었다. 신선주나 차와 같은 음식들이다. 반드시 그러한 음식들을 먹으면서 수행이 이루어져야 한다.

몸을 이완시킬 때 호흡 신경이 살아 있다고 해도 중추 신경이 굳어 버리면 무용지물이다. 가슴을 들어 올리지 못해 부하가 걸릴 수밖에 없다. 앞쪽의 호흡 신경과 뒤쪽의 중추 신경을 동시에 열어 주지 않으면 절대 몸의 부하로부터 벗어날 수 없다. 몸의 부하는 곧 활성 산소를 발생시키고, 활성산소는 염증을 발생시킨다. 염증은 세포의 질병을 유발한다. 호흡 신경을 들어 올리기 위해서는 중추 신경이 이 완되어야 한다. 중추 신경을 이완하기 위해서는 호르몬이 필요하다.

인체가 필요로 하는 호르몬이 충분히 공급되면 중추 신경이 이완 되고, 호흡 근육이 부드러워진다. 인체가 필요로 하는 에너지를 확보 하기 위해 갈비뼈를 들어 올려도 부하가 걸리지 않는다. 몸이 그것 을 알아 자꾸 찾게 된다. 호르몬은 결국 식품에서 충족시킬 수밖에 없다. 옛 신선들이 중추 신경을 이완시켜 주는 호르몬이 다량 포함 된 초본을 사용해서 신선주, 차 등을 만들었던 이유이다.

현재의 초본들은 유전자 조작, 환경 오염, 재배 여건 변화로 인해 호르몬 함유량이 예전과 비교해서 바닥 수준이다. 지구 곳곳을 뒤 져 보면 그나마 요행스럽게 남아 있는 초본들이 있다. 비록 찾아낸 다고 해도 지식의 범위 안에서 성분을 분석하여 화학식을 구하는 수 준에 그친다. 중추 신경을 이완하는 호르몬이 얼마나 함유되어 있는 지는 밝혀내지 못한다.

의식으로 죽었던 신경을 살려 내고, 의식으로 호르몬을 만들어 야 한다. 호흡 신경을 살려 내었다 하더라도 복부의 호흡 신경이 원 활하게 움직이기 위해서는 중추 신경의 이완이 필수적이다. 중추 신경을 연결시키기 위해서는 신경 전달 물질을 만드는 초본 물질이 필요하다.

머리에서는 의식이 신경을 만들 때 시냅스를 만든다. 시냅스가 살아난 만큼 머리에도 신경 전달 세포가 점점 증식되어 늘어나야 한다. 신경이 회복되어 많이 만들어질수록 시냅스도 많이 만들어져야 한다는 의미이다. 그러면 시냅스 사이를 연결하는 호르몬이 필요하다. 호르몬이 공급되지 못하면 신경은 다시 함몰되어 버린다. 단전이 함몰된 이유도 오랫동안 사용하지 않아서 자신도 모르게 의식에서 벗어나 버렸기 때문이다.

초본 물질을 찾아내는 것은 수행을 통해 각을 이룬 각자만이 가능한 일이다. 수신오도가 찾아내 공급하는 물질은 부처를 만드는 물질이라 해도 과언이 아니다. 수신오도의 삼무三無 된장, 간장, 고추장은 일반 시중 제품과는 판이하게 다른 물질이다.

일반 전통 된장, 간장을 만드는 방법을 보자. 메주콩을 삶아서 발효시켜서 말렸다가 소금물을 붓는다. 메주콩 속에 들어 있는 미생물을 충분히 우려냈다고 판단되면 간장과 된장을 분리하는 과정을 거친다.

현대의 콩은 유전자 조작 및 환경적 요인들로 인해 함유된 미생물, 즉 호르몬 함유량이 극히 부족한 상태에 있다. 전통 방식에서는 나쁜 재료로 조금 증식시킨 미생물들마저 간장 속으로 모두 흡수되어 버려 된장 자체에는 호르몬 성분이 거의 없다. 이런 된장을 우리가 먹고 있는 실정이다. 우리 수행자들은 호르몬 성분이 없는 된장을 먹어서는 필요한 호르몬을 충족할 수가 없다.

수신오도의 발효 방식은 어떤까? 우선 간장을 만든다. 기존의 방법과는 달리 호르몬이 가장 많이 들어 있는 초본에서 염분이 들어 있는 소금으로 호르몬을 추출하여 간장을 먼저 만든다. 초본에 함유된 호르몬을 소금물이 완전히 빼내 버리면 간장 속에는 엄청난 미생물 호르몬이 유입된다.

메주도 전통적인 방법으로 만들지 않는다. 환경적 요인으로 소멸되고 파괴되어 버린 콩 속의 호르몬을 증식시키는 특수 방법을 쓴다. 원하는 조건을 맞추어서 조금이라도 남아 있는 미생물 호르몬을 증식시키면 다량으로 증식 가능하다. 메주 띄우는 방법을 획기적으로 변화시키면 그나마 남아 있는 미생물 호르몬 성분이 몇 십 배로 증식된다. 여기에 다시 이완 물질 호르몬이 나오는 약재 몇 가지를 첨가하여 숙성하면 엄청나게 많은 호르몬이 배양된다.

이렇게 만들면 먹는 도중에도 호흡 신경이 열려서 호흡이 원활해질 정도로 많은 호르몬이 들어간다. 느끼지 못하는 사람은 아직 호흡 근육과 신경이 열리지 않았다는 것이다. 그럼에도 중추 신경을 이완하는 데는 탁월한 효능이 있다. 무조건 이완만 한다고 되는 것이 아니다. 점차적으로 호르몬을 충족시켜 가면서 이완을 해야 효과가 증대된다.

수행 물질을 먹어야 하는 중요한 이유 중 하나는 먹거리로 몸이 경직되기 때문이다. 현대인들이 일상적으로 즐기는 음식으로 인해 중추 신경이 굳어졌다. 중추 신경이 굳어서 호흡 신경을 들어 올릴 수가 없다. 호흡 신경을 들어 올릴 수가 없어 복부를 중심으로 경직되어 갔던 것이다. 그나마 부족한 먹거리 속의 호르몬을 소장에서 흡수해야 한다. 하지만 중추 신경이 경직됨에 따라 배꼽이 함몰되고 소장 기능도 함몰되어 제 기능을 하지 못하고 있다. 호르몬을 흡수할 능력을 2중, 3중으로 잃어버리게 되었다.

수행자는 호르몬이 듬뿍 들어 있는 음식을 섭취해야만 이완에 가속이 붙는다. 이 음식을 먹으면서 수행하면 호르몬으로 세포와 신경에 획기적인 변화가 생겨 수행에 큰 도움을 받게 될 것이다.

삼매의 조건

삼매, 한마디로 갓난아이로 돌아가는 것이다. 어린아이로 돌아가기. 몸과 마음을 태어날 당시로 되돌려야 한다. 몸과 마음을 어린아이로 돌리지 아니하고는 어떤 사람도 삼매에 들 수 없다. 몸과 마음을 어린아이로 돌려놓지 아니하면 어떤 사람도 진리에 들어서지 못한다. 그러면 어떻게 해야 몸과 마음을 어린아이로 되돌릴 수 있을까?

도교든, 유교든, 불교든, 무교든 태식 호흡이란 용어를 많이 사용한다. 태식 호흡이 이루어져야 비로소 도에 들어갈 수 있다고 많이 들 이야기한다. 도대체 무엇을 태식 호흡이라고 할까? 기존 대부분의 수련서에서는 태식 호흡을 위해 엄마 배 속에 들어 있던 당시로 돌아가라고 표방한다. 태아가 엄마 배 속에 들어 있을 때는 절대 호흡을 하시 않는다. 호흡을 하지 않는 것이 태식 호흡이라면 과연 숨을 쉬지 않고 어떻게 살며, 어떻게 도에 이를 것인가? 과연 이것이 태식 호흡의 진정한 의미일까?

태식 호흡이란 어머니 배 속에 들어 있을 당시의 호흡이 아니다. 엄마 배 속에서 바로 태어났을 때의 호흡을 말한다. 엄마 배 속에서 금방 태어난 아이는 폐활량이 상당히 크다. 아기의 모든 장기는 배꼽 아래 치골 쪽으로 축 처져 있다. 금방 태어난 아기는 흉부의 근육이 아직 발달하지 않아 복식 호흡만 하도록 되어 있다. 아직 걷지 않아 배에 힘도 들어가 있지 않다. 경직되어 있지 않다는 것이다. 이런 상태로 돌아가려면 끊임없는 노력으로 폐활량을 키워야 한다. 모든 장기를 배꼽 밑으로 축 처지게 만들면 폐 공간이 커진다. 흉식 호흡을 복식 호흡으로 바꾸어 나갈 수 있다.

일단 폐 공간이 커지고 나면 엄청나게 많은 양의 산소가 몸속으로 유입된다. 질병을 다 치료하고 나면 이젠 조금도 병이 없는 깨끗한 인체가 되어 많은 양의 산소를 필요로 하지 않는다. 아주 극소량의 산소만 가지고도 충분히 인체를 지탱한다. 이렇게 만드는 것이 태식 호흡이다. 대다수의 수행인들은 태식 호흡을 배 속에 들어 있는 태아 상태에서의 호흡으로 착각하고 있다.

탯줄을 통해 공급받는 태아의 혈액은 간을 거쳐서 심장으로 흘러 들어간다. 호흡을 위한 폐는 필요하지 않다. 폐 호흡을 하지 않고도 생명을 유지한다. 이미 모체에서 공급받는 혈액 속에는 양질의 고농도 산소가 포함돼 있다. 산소 공급을 위해 호흡을 할 필요가 없다. 옛 도인들은 과학을 잘 몰라서 태식 호흡이란 용어를 사용했을 뿐, 진실과는 어긋남을 알아야 한다.

태아는 엄마로부터 배꼽을 통해 산소가 들어 있는 혈액을 공급받아 성장을 하며, 생명 활동을 유지해 나간다. 때가 되어 바깥 세상에 태어나는 순간 생명줄이 잘리면서 산소가 더 이상 공급되지 않는다. 스스로 폐를 통해 산소를 공급해야만 한다. 이때부터 혈액의 통로가 바뀌는 것이다. 태아의 혈액은 탯줄, 간, 심장을 거쳐 전신으로 순환된다. 태어난 후에는 코로 산소를 흡입한다. 폐에서 산소와 결합된 혈액은 심장을 거쳐 전신으로 퍼져 나간다.

어린아이의 배 속은 어떤 압력일까? 엄마 배 속에서 나온 갓난아이의 배 속은 음압이다. 음압이란 대기압보다 폐의 압력이 낮다는 뜻이다. 대기압보다 폐 공간의 압이 낮으면 들숨이 아주 쉽게 이루어진다. 반대로 폐의 압력이 대기압보다 높으면 숨쉬기가 힘들어진다. 숨을 쉬려면 일부러 힘을 주어 당겨야만 숨이 들어온다. 이와 같이 몸의 압력이 대기압보다 높은 것을 양압이라 한다.

폐가 들숨을 하면 음압이 되고 폐 안의 공간이 넓어진다. 숨을 천천히 들이키면 심장에 있던 피들이 폐 속으로 쭉 흘러 들어온다. 그다음 날숨을 하면 폐는 부피를 줄이고 압력이 높아져 양압이 된다. 이때 미는 힘이 생겨 혈액을 힘차게 심장으로 밀어 준다. 이러한 원리를 정확하게 들여다본다면 무호흡이 일어나는 원리도 알게 된다. 추상적인 무호흡이 아니라 과학적인 무호흡의 원리를 아는 것이다.

인체는 상반신 전체를 사용하여 호흡을 한다. 등줄기부터 시작해서 모든 근육을 움직여야 해서 엄청난 양의 에너지를 소모한다. 호흡을 하며 사용되는 에너지를 줄일 수 있다면 우리 몸속에는 기운이 가득 돌게 될 것이다.

피가 심장으로 들어와 폐를 거쳐 순환하는 과정에서 폐는 벌어져 음압이 되고, 혈액의 흐름은 느려진다. 이때 몸의 병은 없어지고, 세포가 요구하는 에너의 양도 현저히 줄어든다. 호흡을 위해 몸을 무리하게 움직일 필요가 없다. 생명 유지 활동을 위한 부담으로부터 해방되어 있는 상태에서 의식도 사라진다.

이런 상태에서도 에너지는 계속 만들어진다. 혈액이 한 바퀴 돌 때마다 피부 쪽으로도 호흡이 들어가 산소가 유입되면서 온몸 구석구석 부족한 산소를 채워 준다. 음압 상태에 있는 폐로 자동적으로 혈액이 흘러 들어와서 가만히 있어도 기류 현상에 의해 폐로부터 공기를 뽑아 간다. 호흡을 하지 않고 가만있어도 되는 것이 바로 무호흡이다. 이러한 몸을 만들려면 먼저 폐를 키워야 한다. 갓난아이들의 호흡이 이와 같다.

삼매가 가능하려면 굳은 근육과 근막을 풀고, 신경을 살리고, 의식을 통해 시냅스를 만들고, 호르몬을 공급해 주어 몸의 구조를 어린아이와 같이 만들어서, 태식 호흡인 무호흡 상태에 이르러야 한다. 그러기 위해서는 인체에 대해 명확하게 알고 과학적인 방법으로 수행의 방향을 잡아 매진해야 한다. 깨달음으로 가는 길은 더 이상 이론과 지식이 아닌 몸을 통한 실천에 있음을 명심해야 한다.

제 4 장

修身行法

수신행법

이완의 원리

삼무정신

인체의 세포는 탄생 이후부터 현재까지 정보와 환경으로 인해 습이 들여진 의식의 결정체이다. 강한 의식으로 몸은 서서히 굳어 병들어 간다. 근육, 근막은 점점 안으로 함몰되면서 굳어 간다. 인체에 분포된 중추 신경과 말초 신경은 서서히 기능이 차단된다. 점점 호흡 신경까지 잠식되어 인체의 모든 기능이 상실된다. 몸이 경직되면서 호흡은 짧아지고, 마음은 불안정해진다.

이완 수행은 '나'라는 존재를 자연과 조화를 이루도록 하여 갓난

아이 때의 몸 구조로 돌아가는 것이다. 의식으로 굳은 몸을 물리적 자극으로 풀어 주면서 신경을 살리고, 이완 호르몬 분비를 원활하게 한다. 인체의 함몰된 호흡 신경과 다른 신경들이 살아나서 압력의 편차에 의해 자연 호흡이 이루어지게 한다. 인체의 장기, 조직, 세포의 기능이 활성화되어 모세혈관이 분포된 말단 세포까지 원활하게 에너지를 공급하여 세포 분열이 이루어지게 한다. 그러면 인체의 면역력 향상과 더불어 의식이 놓아지면서 평온한 상태가 유지된다. 호흡과 마음의 연관성을 보게 되고, 연관성 속에서 집착과 아상으로 만들어진 '나'라는 존재가 사라지게 된다.

호흡은 마음이다. 마음만 잘 챙기면 저절로 호흡은 깊어진다. 애써 무리하면서 호흡하려고 하지 말고 자연스럽게 몸과 마음을 이완하라. 마음을 내려놓으면 호흡은 저절로 자리를 잡는다.

인체의 모든 신경이 이완되면 호흡은 저절로 깊어진다. 호흡이 깊어지면 의식은 사라지고 마음은 평화로워진다. 몸은 가벼워지고 마음은 평온하니, 욕심과 집착이 사라지고 오직 묘경을 즐긴다. 경직되어 있는 몸을 물리적 요법(장마사지, 장치기)으로 풀어 주고 마음(의식)으로 이완하면 인체가 자연과 조화를 이루어 신경이 살아난다. 에너지원의 수송 통로도 좋아져 혈액 순환이 왕성하게 된다. 산소와 포도당을 원활하게 세포의 말단까지 공급해 주는 생명 유지 시스템만 제대로 가동되면 절대 병들지 않는다.

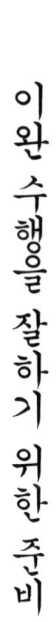

삼무정신

이완 수행을 잘하기 위한 준비

첫째, 수행자가 음식을 섭취하는 것은 수행 과정에서 중요한 부분을 차지한다. 소식으로 가스가 생기지 않도록 하고, 호르몬이 함유된 음식을 섭취해야 한다.

둘째, 에너지원인 산소가 제대로 공급되려면 호흡 통로를 열어 주어야 한다. 호흡 통로를 차단하는 염증을 시급히 치료하고, 염증을 유발하는 활성산소를 제거하는 데 비중을 두어야 한다.

셋째, 수신오도 성명쌍수로 수행의 방향을 잡아 지침서에서 제시

한 수행법대로 정진한다. 머지않아 자연과 조화를 이루는 참된 호흡법을 만날 것이다. 지금은 신념과 근기가 필요한 때이다.

🪷 장마사지 방법

장에 있는 가스나 지방, 숙변을 빼 주지 않으면 경직으로 높이 치솟은 복압과 흉압이 내려가지 않는다. 수행할 때 제일 처음 장치기, 장마사지로 이완을 하는 이유이다. 관건은 경직되어 올라붙은 장기들을 내려 주는 것이다. 이완은 특정 부위에 국한하지 않는다. 세포 하나하나까지 포함해야 한다. 우선 장마사지로 굳은 복부의 근육, 근막, 배꼽을 집중적으로 풀어 주는 것은 이완의 기본으로 매우 중요하다.

장마사지는 물리적 자극 요법으로 경직된 복부를 풀어 주는 매우 단순한 방법이지만 가장 효과적이기도 하다. 혈액 순환 개선과 장기의 유동력 증가로 장기 기능이 활성화된다. 소화 기능 개선, 호르몬 분비 촉진 등 자율 신경계의 기능도 향상시킨다.

먼저 뭉치고 굳은 부위를 세심하게 풀어 준다. 볼링공을 이용해 쉽고 간단하게 위와 장을 풀어 주면 된다. 볼링공 대신 수정구나 옥선구를 따뜻하게 데워서 사용하거나, 손을 이용해도 좋다. 핫팩으로 복부의 근막을 먼저 데워 유연하게 하면 수행 효과가 높아진다.

장마사지에 사용할 볼링공은 주의해서 선택한다. 여성 수행자들은 무게가 작게 나가는 여성용 볼링공을, 남성 수행자들은 남성용 볼링공을 선택한다. 지나치게 힘을 주면 갈비뼈를 다칠 수 있다. 욕심과 조급함은 수행을 망친다. 세심하게 집중해서 이완해야 한다.

볼링공으로 장을 부드럽게 하는 요령은 아주 쉽고 간편하다. 반듯하게 누워 볼링공을 복부에 올리고 상하 시계 방향으로 돌리면 된다. 장이 뭉쳐 있거나 굳어 있는 부위에서 큰 통증이 유발되지만 참아야 한다. 신경이 살아 있으니 통증을 느끼는 것은 당연하다. 신경까지 죽어 있는 수행자들은 통증마저 느끼지 못한다.

하루아침에 효과를 보려고 하지 말라. 수행은 단박에 효과를 보는 것이 아니다. 인내를 가지고 지속적으로 해야 한다. 오랜 세월 잘못된 습관과 마음가짐에서 비롯되었다. 스스로 참회하는 마음으로 하나하나 굳은 부위를 풀어 나가야 한다. 그러다 보면 수행 요령도 터득하고 수행력도 깊어질 것이다.

방법 : 하나

1. 편안하게 누운 후 볼링공을 복부 위에 올린다.
2. 들숨 후 날숨 때 전신에 힘을 빼면서 볼링공이 복부에 편안히 자리 잡도록 한다.
3. 힘을 뺀 상태에서 배꼽을 중심으로 시계 방향으로 빙글빙글 원을 그리며 공을 돌린다. 이때 호흡은 신경 쓰지 않는다.
4. 3을 하는 중간에 명치부터 치골까지 상하로 쓸어 올리고 내리듯 마사지한다.
5. 3을 하는 중간에 배꼽 선상의 좌우와 옆으로도 마사지한다.
6. 복부가 풀리고 좀 더 밀도 높은 마사지나 집중 관리할 부분이

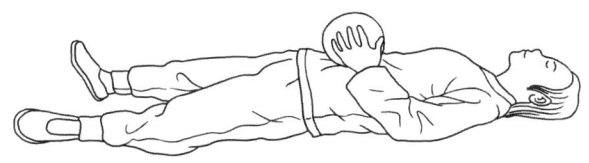

누워서 볼링공 굴리기

있으면 명치 뒤, 가슴 뒤에 베개나 방석을 낮게 고이면 많은 도움
이 된다.

주의 사항

마사지 강도는 자신의 체력과 신체 상황, 수행 정도에 따라 조절
한다. 초기에는 극심한 통증이 올 수 있으나, 몸이 그만큼 굳어 있다
는 뜻이니 참아야 한다. 마사지 시 복부의 힘은 빠진 상태인지 항상
확인한다. 극도로 스트레스받아 복부가 경직된 상태에서는 자제한
다. 복부가 더 경직될 수 있다

방법 : 둘

1. 볼링공을 바닥에 놓는다.
2. 볼링공 위에 배꼽이 오도록 위치를 맞추고 엎드린다.
3. 팔과 다리로 체중이 공에 실리는 강도를 조절하고, 호흡을 내쉬
   면서 복부에 힘을 뺀다. 이때 호흡은 신경 쓰지 않는다.
4. 통증이 강할수록 힘을 빼고, 공을 천천히 시계 방향으로 돌게

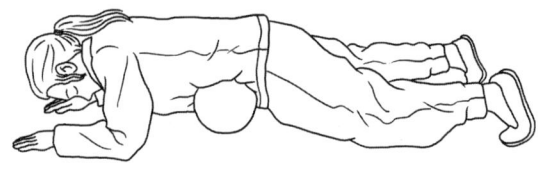

엎드려서 볼링공 굴리기

몸을 회전한다. 배꼽 근처와 치골 안쪽, 명치까지 복부 전체를
풀어 준다. 방향은 상하, 좌우, 회전.

5. 팔꿈치를 앞에 짚고 다리를 쭉 펴거나 무릎을 꿇는다. 복부 근
   육을 꼼꼼하게 풀어 준다.

주의 사항

몸으로 누르는 압력 조절을 잘해야 장기에 무리를 주지 않으면
서 부드럽게 마사지가 된다. 복막염, 장기 염증 및 손상, 갈비뼈 골절
등 기타 질병이 있으면 각별히 조심해야 한다. 여성은 생리 기간에
도 주의가 필요하다. 꾸준히 자주 부드럽게 풀어 준다. 어느 방법으
로 마사지하든 장이 뭉쳤거나 굳은 부위에서는 심한 통증이 느껴진
다. 그만큼 풀리고 있다고 생각하면 된다.

🌸 장치기 방법

장치기는 횡격막 연동 훈련이다. 복부 마사지와 함께 본격적인 이

완 수행 전후에 하면 장기의 위치를 정렬시켜 준다. 복직근과 내복사근, 외복사근, 근막 등의 유동성과 운동 능력을 높이면서 스트레칭 효과를 준다. 연동 운동으로 배 속의 지방 등을 정리해 공간을 확보해 준다. 흉압과 복압의 연동 작용을 물리적으로 일으켜 폐와 장기 등을 마사지하고, 호흡근과 신경을 이완하는 데 아주 효과적이다.

숨은 참을 만큼만 참되 무리하면 안 된다. 우선 큰대자로 편안하게 누워 몸을 충분히 이완한다. 의념은 배꼽, 단전에 두고 천천히 숨을 들이마신다. 복부가 불룩해질 때까지 들이마시고 그대로 숨을 멈춘 후 배를 앞으로 내밀었다 뒤로 당기기를 반복한다. 복부의 경직에 따라 장치기 위치가 달라진다. 명치에서 서서히 아래로 풀리기 시작하므로 무리하게 치골까지 밀지 말고, 복부가 팽창된 만큼 장치기를 적용시키는 것이 좋다.

이완된 장치기는 명치에서 치골까지 자연스럽게 움직인다. 처음에는 무척 힘이 들지만 그럴수록 쉬지 말고 꾸준히 행한다. 힘도 들고 속이 더부룩하거나 어지러움 등 불편 증상으로 곤혹스러울 수도 있다. 하지만 며칠 지나면 차차 적응되어 숨쉬기도 편해지고, 혈액 순환이 좋아져 머리가 맑아진다. 소화 흡수도 잘되어 몸에 생기가 넘치게 된다.

장치기는 반드시 누워서 해야 한다. 누운 상태에서는 이완이 잘되어 편하게 할 수 있지만, 앉거나 선 상태에서 잘못하면 복부 경직, 탈장 등의 부작용이 발생할 수도 있다.

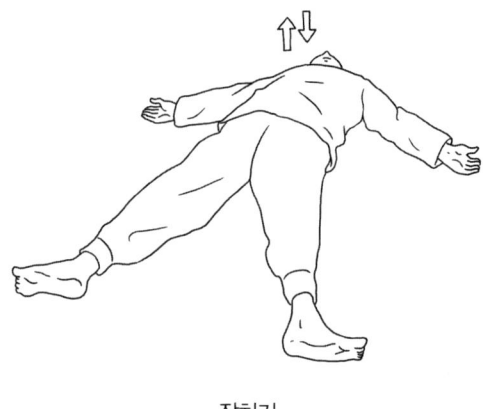

장치기

방법 : 하나

1. 숨을 깊이 마신 다음 상태를 유지한다. 답답하면 10% 정도를 뱉은 상태에서 숨을 멈춘다.

2. 1 상태에서 명치 부위 횡격막의 연동 유동력을 이용하여 횡격막을 아래로 밀어 내려 배가 불룩하게 솟아오르게 했다가, 밀고 있는 횡격막에 힘을 턱 놓아서 배 속 장기가 가슴 쪽으로 출렁 밀려가게 한다.

3. 다른 방법으로 배꼽을 앞으로 쑥 내밀어 배가 불룩하게 솟아오르게 했다가, 다시 등 쪽으로 당겨 넣어 배가 쏘옥 들어가게 한다. 이 과정을 반복한다.

방법 : 둘

1. 숨을 가득히 마시고 50% 정도를 뱉은 상태에서 숨을 멈춘다.

2 횡격막의 연동 유동력을 이용한 '방법 :하나' 2의 방법대로 하고 숨 고르기를 한다.

방법 : 셋

1. 호흡 조절 후 숨을 가득 들이마셨다가 90% 정도 뱉은 상태(거의 다 뱉은 상태)에서 복부를 허리 쪽으로 당기고 숨을 멈춘다.
2. 횡격막의 연동 유동력을 이용한 '방법 :하나' 2의 방법대로 하고 숨 고르기를 한다.

주의 사항

들숨 때 허리가 들릴 정도로 무리하게 숨을 들이쉬지 않아야 한다. 복부와 허리에 힘이 들어가 연동 운동이 잘되지 않을 수 있다. 복부가 많이 굳어 있는 수행자는 장치기를 하다 머리에 압이 차는 현상이 생길 수 있다. 장치기가 혈압을 일시적으로 올리기 때문이다. 이땐 즉시 장치기를 멈추고 마음을 평온하게 유지해야 한다.

복부에 뒤틀림 현상이 오면 즉시 멈춘다. 최대한 힘을 뺀 상태에서 이완하고, 안정이 되면 손으로 복부 마사지를 한다. 호르몬이 들어간 음식, 물질, 따뜻한 꿀차를 마시면 편안해진다. 장치기 동작을 빠르고 짧게 하기보다 가동 범위를 크게 천천히 하여 적응해 가는 것이 좋다. 적응이 되면 빠르게 해도 무방하다. 시간을 갖고 천천히 무리하지 말고 꾸준히 반복하면 복부가 부드러워진다.

초보 수행자는 3~10회를 반복하되, 복부 경직이 심한 초심자는

3회를 넘지 않도록 하여 1세트로 한다. 매 세트 후에는 최대한 몸에 힘을 뺀 상태에서 충분한 숨 고르기를 한다. 5세트 이상 몸에 무리가 가지 않을 정도의 횟수를 반복한다. 복부 이완이 되어 익숙해지면 횟수는 무방하다.(단계별 수행 프로그램 참조)

수행의 정석 :: 이완

🪷 허리 고이기, 등 고이기

이완 고임은 인체의 비정상적인 육체를 이완으로 바르게 잡는 것이 목적이다. 인체의 중심축인 비틀어진 척추를 바로잡고, 전신의 근육과 근막 사이의 차단된 신경을 살린다. 그러면 각 세포에 충분한 에너지가 공급되고 뇌세포가 활성화되어 몸의 고통과 마음의 번뇌도 사라진다. 중생의 몸이 부처의 몸으로, 대자유인으로 탈바꿈하는 시작점이다. 이완이 되어 인체에 물리적 변화가 생기면 마음도 변화를 보이기 시작한다. 부처님의 몸이 32상 80종호인 것은 이완된 몸과 마음의 징표로 인해 생긴 물리적인 현상이다.

도교에서 말하는 연정화기練精化氣와 같이 단단하게 뭉쳐 있는 배꼽 주변이 풀어지면서 장기가 아래쪽으로 내려가 누르던 근육을 놓아준다. 그럼 양다리로 내려가는 신경들이 활성화되어 발바닥까지 혈액의 흐름이 좋아진다. 항상 따뜻한 기운을 느낄 수 있다.

치골 쪽에 큰 통증이 한 차례 지나고 복부가 텅 빈 듯한 체험을 하게 된다. 회음부와 항문 주변에 강한 압박감이 동반되기도 한다. 그동안 침몰되었던 성선이 살아나는 과정에서 오는 황홀한 쾌감을 맛보게 된다. 단학에서 말하는 일맥이 뚫리면 백맥이 뚫린다는 것이 바로 배꼽 주변을 두고 하는 말이다. 진정한 삼매가 무엇인지 알게 된다.

와선의 핵심은 이완을 이끌어 내는 것이다. 와선이 처음이거나, 척추의 변형이 심하거나, 디스크 환자, 또는 평소 허리 통증을 수반하는 경우에는 최대한 높이를 낮게 시작해 적응 시간을 점차 늘여 나가는 것이 좋다. 강한 경직으로 처음엔 느낌도 없고 이완이 되지 않는다. 하지만 때가 되면 고통의 시간이 다가 온다. 평소 좋아하는 잔잔한 음악이나 명상 음악, 좋은 말씀을 들으며 편안히 쉬듯 마음과 몸을 위로하듯이 바라본다. 나무토막 같던 몸이 조금씩 고통을 표현하며 엿가락 늘어지듯이 늘어진다.

고통은 스스로에 대한 참회의 기회이다. 참회란 스스로의 자유를 위한 정화 작업이다. 몸과 마음을 이완하는 데 많은 도움이 된다. 통증은 누구나 넘어야 할 고지이다. 몸이 굳은 상태에서 장시간 무리하면 신경을 다칠 수 있고, 몸이 더 경직될 수도 있다. 무리하지 말고 시간을 두면서 적응해야 한다. 고임 후 힘을 빼면 통증이 시작된다. 통증이 심할수록 삶 자체가 번뇌여서 몸이 많이 굳었다는 의미이다. 그렇더라도 더욱 내려놓고 참고 이겨 내야 한다.

통증을 즐겨라. 용서가 자신을 자유롭게 하며 평안한 안식처가 찾아온다. 부처와 신선이 되는 길은 참으로 어렵고 힘겹다. 그래서 밝은 지도자를 만나야 한다. 밝은 지도자와 함께 상근기로 용맹정진하면 반드시 도를 이룰 수 있다.

이완의 준비와 방법

고임 재료는 너무 딱딱하지 않고 탄성이 있으면 좋다. 길이는 본인 가슴 넓이, 높이는 보통 5cm 정도에서 시작해 점차 높여 나간다.

고임 기구

베개나 담요, 타월, 방석, 농구공, 축구공, 배구공, 핸드볼 등이 있다. 딱딱한 것은 가급적 피하고, 필요시 위에 쿠션을 깔고 이완한다.

고임 위치

척추 변형 상태에 따라 조금씩 고이는 위치를 변경할 수도 있으나, 별도 지도가 없는 한 기본 위치에 고인다. 등 고임은 젖가슴 뒤쪽 흉추 5, 6, 7번에 대고 목은 자연스럽게 뒤로 젖힌다. 허리 고임은 배꼽 뒤쪽 요추 2, 3, 4번에 대고 허리와 복부의 긴장을 푼다.

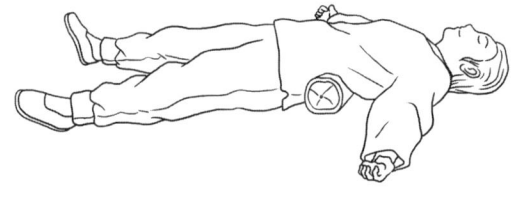

허리 고임

기본 3:1 정도의 비율로 고임을 한다. 큰대자로 누워 온몸의 힘을 뺀 상태에서 양다리는 편안하게 어깨 넓이만큼 벌린다. 양팔은 어깨 높이보다 아래로 내리고, 긴장된 어깨와 목의 힘도 빼야 한다. 어깨가 닿지 않거나, 허리가 아프거나, 엉덩이가 땅에 안 닿고 뜨는 경우가 있다. 그만큼 몸이 굳어 있는 것이다.

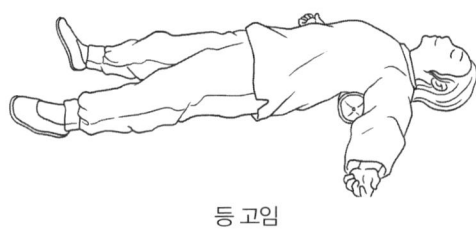

등 고임

의수(의념)

처음 와선으로 이완 수행할 때는 의수를 두지 않는다. 몸 전체에서 편안하게 힘을 빼면서 이완에 몰입하다 몸이 어느 정도 이완되면 그때 의수를 한다. 목뼈와 머리뼈가 만나는 후두부인 뒷목(숨뇌, 경추 1번), 목뼈와 등뼈가 만나는 경추 7번에 생각이 머물게 한다. 별도의 지도 점검으로 위치를 정해 주는 경우엔 가르침을 따르는 것이 좋다.

경직된 상태에서 의념 수련을 오래 한 수행자들이 의수를 하면 몸이 더 경직될 수 있다. 복부 근육과 근막을 집중적으로 풀고, 자연스럽게 호흡이 깊어질 때까지 의수를 하지 않는다. 의수를 두어 수행하다 몸이 경직되면 바로 멈추고 마사지, 장치기를 한다. 그래도 해결되지 않으면 산책, 수신행법 등 움직이는 운동으로 몸을 풀어야 한다. 절대 급한 마음으로 몰아치지 말고 느긋한 마음으로 서서히 꾸준히 해야 한다.

힘 빼는 방법

누운 상태에서 몸을 좌우로 흔들고 편안한 상태로 유지한다. 점차적으로 위에서 아래로 힘을 빼기 시작한다.

1. 몸 전면 얼굴 → 목 → 가슴 → 복부 → 서혜부 → 무릎 → 발목
2. 몸 후면 뒷머리 → 뒷목 → 어깨 → 등 → 허리 → 다리 → 발바닥
3. 몸 측면 측두부 → 어깨 → 팔 → 손 → 옆구리

천천히 긴장된 몸에 의수를 보내 알아차리고 몸 전체에 거쳐 편안하게 힘을 뺀 후 이완 수행을 한다.

자연 호흡

이완 수행은 자연 호흡이 기본이다. 절대 호흡에 신경 쓰지 않는

다. 호흡이 깊어져도 자연스럽게 맡겨 두어야 한다. 인위적인 호흡을 하면 몸은 다시 경직된다. 경직된 몸이 이완될 때 호흡하는 시기가 따로 있다. 자연의 조화에 맞춰 몸의 구조를 바꿔야 자연과 하나되는 호흡이 된다. 아기 때의 본래 호흡처럼 자연에 맡기고 그대로 숨 쉬면 된다. 인위적인 호흡이 필요한 경우가 있지만, 절대 급하게 생각하지 말아야 한다. 중요한 것은 절대적인 이완이다.

고임 시간

따로 수행 장소나 시간을 정하지 말고 수시로 이완해야 한다. 와선 이완은 처음에는 20분 시작으로 차츰 시간을 2시간 이상 늘리면 된다. 상황이 안 되면 수행 시간을 정해서 그 시간만은 꼭 이완 수행을 하도록 계획을 세우는 편이 좋다.

전혀 느낌이 없다가도 30~40분이 지나면 허리가 아프면서 굳은 신경이 풀어지는 경우가 많다. 허리가 뻐근하게 아파 오는 때가 굳은 신경이 풀리는 가장 중요한 시간이다. 고통을 감내하고 즐겨야 한다. 진리의 첫발을 내딛는 순간이다. 특별히 이완이 잘되는 시간(활자시活子時)을 찾아 집중적으로 이완 수행을 하면 수행 속도를 높일 수 있다.(단계별 수행 프로그램 참조)

마무리

복부 명치에서 치골까지 위에서 아래로 양손을 겹쳐서 강하게 쓰다듬어 준다. 들숨을 하고 멈춘 상태에서 양 주먹을 쥐고 갈비뼈를 두들기면 더욱 좋은 효과를 본다. 몸의 통증과 마비 현상으로 움직이기 힘들면 천천히 상체와 다리, 골반과 허리를 양옆으로 흔들어준다. 천천히 옆으로 누워 통증이 사라질 때까지 기다렸다 일어난다.

이완 수행 시 주의 사항

고임 이완 시 잠이 들면 호흡 차단과 지식止息으로 호흡 불균형이 온다. 이때 갑자기 몸이 경직되면 중추 신경에 문제가 생길 수도 있다. 피곤할 때는 방석을 아주 낮게 고이거나, 한숨 자고 수행에 임하는 것이 좋다.

단계별 수행 프로그램

수행 단계	음식	물질	수신행법		이완 도구
			종류	방법	
초급	체정식 삼무된장 삼무고추장 삼무간장	옥침단 호르몬팩 등선차 천삼정 삼무선초 어혈주 홍경천	수신공	이완 요법과 스트레칭	
			장마사지	볼링공/옥선구(고임 전)	
			장치기	5세트(1세트 3~10회)	
			등 고임	20~30분(1일 3회 이상)	
			허리 고임	20~30분(1일 3회 이상)	
			좌선	없음	
중급	체정식 삼무된장 삼무고추장 삼무간장	옥침단 비천수 호르몬팩 등선차 천삼정 삼무선초 어혈주 홍경천 법주	수신공	이완 요법과 스트레칭	볼링공 옥선구 핫팩 베개 방석 오도창
			장마사지	볼링공/옥선구(고임 전)	
			장치기	5세트(1세트 10~20회)	
			등 고임	30~60분(1일 3회 이상)	
			허리 고임	30~60분(1일 3회 이상)	
			좌선	없음	
고급	체정식 삼무된장 삼무고추장 삼무간장	옥침단 비천수 호르몬팩 등선차 천삼정 삼무선초 어혈주 홍경천 법주	수신공	이완 요법과 스트레칭	
			장마사지	볼링공/옥선구(고임 전)	
			장치기	5세트(1세트 30회 이상)	
			등 고임	60분 이상(1세트 3회 이상)	
			허리 고임	60분 이상(1세트 3회 이상)	
			좌선	별도 지도	

이완 수행 단계별 과정

몸의 변화에는 단계가 있다. 몸이 변하는 시기에 일어나는 마음의 변화를 잘 포착해야 한다. 살아온 환경이나 관념화된 습관, 긴장의 정도, 심신의 건강 상태에 따라 나타나는 변화도 달라서 통틀어단정 지을 수는 없다. 수행 정도에 따라 몸과 마음의 변화가 달라질수 있으므로 늘 깨어 알아차리고 몸과 마음을 바라본다.

몸과 마음의 변화가 생겼다고 도道의 전부라고 착각하면 수행 정진에 도움이 되지 않는다. 작은 변화조차도 놓아야 정진할 수 있다.

보이지 않을 것 같은 저 밑바닥에 있는 마음까지 버려야 한다. 지금 상이 없다고 생각하는 수행자는 더욱 깊게 내면을 살핀다. 생각이 일어났다는 것 자체가 상이다.

🪷 1단계 이완 수행법

1. 호르몬 음식 섭취와 염증 관리에 중점을 두고 물리적 이완으로 체계적 수행을 해야 한다. 수신공(이완 요법과 스트레칭), 장마사지, 장치기는 기본으로 계속하면서 염증 제거도 놓치지 않는다.

2. 수행 초반에는 이완 수행으로 굳어 있는 복부 근육과 근막을 집중적으로 풀어 준다. 낮은 고임을 시작으로 가슴 뒤, 배꼽 뒤 3:1 비율로 하면 된다. 비율이 다른 이유는 가슴 뒤 고임 시 경추 이완이 되어 중추 신경과 호흡 신경이 살아나기 때문이다. 이완 수행의 핵심 중 하나이다. 경직으로 인한 척추 후만증 수행자는 고임을 낮게 시작해 배꼽 뒤쪽 3, 가슴 1의 비율로 집중적으로 고임을 한다. 척추의 변형에 따른 맞춤형 이완이다.

3. 시간은 20분~30분, 횟수는 1일 3회 이상을 기본으로 시작한다.

4. 이완 전에 따뜻한 샤워 후 등선차를 마시거나, 법문이나 평소에 좋아하는 조용한 음악을 들으면 이완하는 데 도움이 된다. 인체의 균형을 잡아야 빠르게 이완된다.

5. 이완 수행의 마무리가 중요하다. 장마사지, 장치기, 횡격막 마사지(양 갈비뼈 밑으로 손을 꾹꾹 눌러 주면서 굳어 있는 횡격막을 풀어 주면 좋

다), 이완 요법, 스트레칭으로 마무리하면 더 좋은 효과를 본다.

🪷 2단계 이완 수행법

1. 호르몬 음식 섭취, 염증 제거는 대자유인이 될 때까지 놓치지 말아야 할 싸움이다.
2. 몸이 서서히 풀리기 시작하면 경직도에 따라 고임 높이를 5~30cm 이상 조금씩 높여 가면 된다. 몸의 구조 변화로 장기가 아래로 내려가면서 호흡이 깊어지기 시작한다. 이때 마음도 따라 움직이는 것을 포착할 수 있다.
3. 근육과 근막이 풀리면서 호흡 신경이 살아나기 시작한다. 몸과 마음의 연관성을 알고 조절할 수 있는 힘이 생긴다.
4. 늘 밖으로만 향하던 시선으로 자신을 바라보고, 어떤 마음이라도 몸 안에서 만들어진다는 것을 유념한다. 이완 수행에서 마무리 수행은 중요하다. 이완된 상태에서 하면 수행이 급진전할 것이다.

🪷 3단계 이완 수행법

1. 농구공, 축구공, 배구공을 이용하면 좀 더 강도 높은 고임을 할 수 있다. 허리와 등에 고이고 이완 수행을 하다 몸이 굳고 머리에 압이 차는 게 느껴지면 바로 멈추어야 한다. 등 고임 시

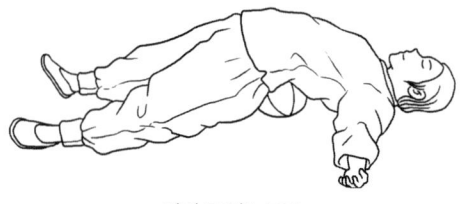

허리 고임(농구공)

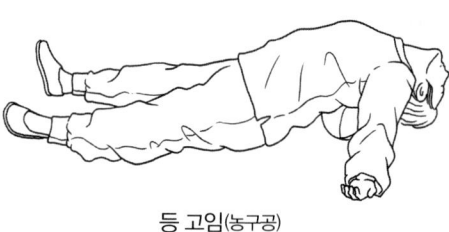

등 고임(농구공)

에는 머리가 바닥에서 떨어지지 않아야 한다. 머리가 뜨면 목
이 경직될 수 있다. 단, 극도로 이완된 수행자는 높은 고임이나
농구공 이완이라도 머리가 뜬 상태에서 이완이 가능하니 도전
해 보아도 좋다.

2. 호흡 근육이 이완되면 호흡 신경을 살려야 할 시기가 온다. 복
부의 체지방이 제거되고 뱃살이 빠지면서 함몰되어 보이지 않
았던 근육들의 윤곽이 볼록하게 나타난다. 물리적 자극만으로
는 풀리지 않는다. 밑바닥까지 깔려 있는 의식을 내려놓아야
만 풀리는 근육이다.

3. 함몰된 근육과 신경을 살리는 기법 : 복부의 함몰된 부분에 의념

을 두고 힘을 뺀 상태에서 들숨을 천천히 마시면서 함몰된 부위를 밀어낸다. 고임을 낮게 해 온몸이 평온한 상태에서 집중적으로 머리 뒤의 옥침에 의수하고, 평온한 마음으로 몸을 조절한다.

4. 오랜 수련으로 호흡이 길어지면 자율 신경이 예민해진다. 환경과 대상에 마음이 움직이지 않도록 주의해야 할 시기이다.

이완 수행 단계 총정리

이완 수행은 호르몬이 함유된 식생활 문화와 염증 제거부터 시작한다. 특히 비염, 축농증, 후두염, 식도염, 위염은 반드시 치료해야 한다. 염증은 근육과 근막을 굳게 할 뿐만 아니라, 의식을 일으키게 한다. 의식이 일어나면 중추 신경과 호흡 신경을 긴장시켜 이완 호르몬의 분비를 차단하고 경직 호르몬 분비를 촉진한다. 뇌에서는 부족한 산소를 보충하기 위해 굳어 있는 호흡 근육을 강제로 움직이므로 코도 막히게 된다. 그로 인해 에너지 부산물이 생기고, 에너지 부산물은 다시 염증을 만든다. 악순환은 모든 신경이 열릴 때까지 반복된다.

아울러 수행자는 몸의 지방질을 완전히 제거해야 한다. 이완 수행의 정통 코스를 밟으면 몸의 지방질을 완전히 제거하고 단까을 연다.

✤ 장마사지와 장치기는 이완하기 전에 반드시 필수이다.

장마사지, 장치기는 이완 전후에 기본으로 꼭 시행한다. 수행이 깊어질수록 이완에 더 치중한다. 수행자들은 무리하지 말고 여유를 갖는다. 몸의 변화가 급변하면 몸을 잘 알고 지혜롭게 대처하면서 밀어붙이는 것도 정진에 도움이 된다.

기본적으로 긴장된 근육과 근막을 풀어 주어야 이완이 잘된다. 파도를 타듯이 복부가 부드러워야 한다. 복부 근육과 근막이 풀리면 전신 세포를 이완한다고 생각하고 몰입한다. 이완의 맛은 마음이 극도로 놓아졌을 때이며, 몸도 편안하고 가볍다. 자다 깨는 것과는 확연히 다른 기분이다. 무엇을 하고자 하는 마음도 버려야 체험할 수 있다.

✤ 이완되면 자연스럽게 호흡이 깊어질 때가 온다.

이때는 중요하면서도 위험한 때이다. 호흡이 깊어진다는 것은 장기와 횡격막이 아래로 내려가면서 압력의 차이로 폐가 확장됨을 의미한다. 몸이 이완되면서 혀가 식도로 말려 들어가고, 아래쪽 치아가 위쪽의 치아 밑으로 들어가면서 어금니가 꽉 다물어진다. 기도 확장을 위해 인체는 대변화를 가지며, 아래턱 관절이 들어간다. 늘 입천장에 혀를 붙여 말려 들어가지 않도록 주의해야 한다. 뾰족하던 턱이 둥그스름한 계란형으로 변하기 시작하고, 수행이 깊어질수록 맑고 밝은 얼굴로 변한다.

호흡

호흡이 깊어지면 복부의 면적과 폐활량을 넓히고 신경을 살리기 위해 인위적인 호흡이 필요하다.

1. 깊은 호흡이 들어오면 전신에 힘을 뺀 상태에서 치골 아래로 지그시 밀어 본다. 몸과 밀고 당기듯이 계속 반복적으로 해야 장기가 내려가고 폐가 확장된다. 단전과 치골 부위의 신경들이 살아나면 통증을 느끼고, 아랫배가 불룩해지고, 허리도 들어간다.
2. 호흡을 할 때마다 배꼽에다 의념을 두고 아주 미세하게 앞으로 밀어 본다. 들숨이 깊게 이뤄지는 것은 바람직하지만, 날숨과 균형이 맞도록 조절해야 한다.
3. 명치 양옆 갈비뼈와 복장뼈가 함몰되어 신경이 살아나지 않아 가슴 답답증이 생기는 경우가 있다. 옆으로 누워 들숨으로 답답한 곳을 향해 몰입해 의념을 둔다. 들어오는 호흡에 더욱 힘을 빼고 지극히 밀어 보면 뭉친 곳의 신경이 조금씩 살아나면서 뚝 하는 뼈 소리도 난다. 하루아침에 살릴 신경들이 아니라는 것을 염두에 두고 아주 느긋하게 가야 한다. 호흡 근육이 풀

리면서 함몰된 갈비뼈와 복장뼈 신경이 살아나면서 복부가 열리기 시작한다.

4. 호흡 근육과 신경이 살아나면 힘을 빼면서 몸통 호흡(갓난아이 호흡)으로 유도한다. 몸통에서 벌어지는 호흡 근육을 자세히 관찰해 보면 흉부와 복부가 시차를 두고 움직인다. 전체 옆구리 갈비뼈가 들리는 느낌이 든다.

5. 의식이 사라지면 치골 부위에서 작은 움직임만으로 호흡이 이루어진다. 몸통 전체가 이완되고 모든 신경들이 살아 움직이면 우주와 하나가 되는 자연 호흡이다. 이런 상태에서 지켜보는 숨마저 놓아 버리면 삼매라고 한다.

모든 인위적인 호흡은 함몰된 근육과 호흡 신경을 살리고 찌그러진 몸통을 키워 자연 호흡을 하기 위한 기법이다. 인위적인 호흡 시 몸이 경직되면서 부하로 답답증이 생긴다. 찌그러진 몸통은 펴서 키웠는데, 들어오는 입구(기도)가 좁아 확장된 몸통만큼 산소가 들어오지 못하기 때문이다. 뇌는 이 상황을 산소 결핍으로 판단하여 산소를 더 확보하려고 호흡 근육에 무리한 힘을 준다. 그때 경직 호르몬이 나와 몸을 더욱 굳게 한다. 몸통의 면적이 커진 만큼 기도도 확장되어야 한다. 이럴 때 자연 호흡으로 돌리고 수행 물질과 여러 방편을 활용하여 부하로 경직되지 않게 조심해야 한다.

염증

복부가 확장되고 깊은 호흡이 들어오면 꼭 따라오는 복병이 있다. 바로 염증이다. 에너지 부산물인 젖산이 늘어나 간이 평소보다 무리를 한다. 간의 해독 능력이 떨어져 인체는 더욱 염증에 시달린다. 경직으로 몸속 깊이 잠복해 있던 염증들까지 서서히 드러난다. 복부가 이완되어 폐가 커지면 기도도 커져야 한다. 이때의 기도는 코와 부비동, 식도까지 밀접하게 작용한다. 이 부분은 염증에 가장 취약한 부위여서 반드시 치료해야 한다. 옥침단, 비천수, 호르몬팩을 함께 사용하면 염증을 효과적으로 잡을 수 있다.

반응

오랜 수련으로 호흡이 길어지면서 인체의 구조에 갑자기 변화가 생기면 온몸의 신경이 건드려져 몸살이 온다. 참기 힘들면 소염진통제를 복용하는 것이 좋다. 변화의 과정이며, 수행의 진전이 통증으로 나타나는 증상이다. 자율 신경이 예민해지는 시기이므로 환경과 대상에 마음이 움직이지 않게 주의해야 한다.

횡격막 부위가 굳고, 감정의 변화가 심하고, 외부 충격에 민감하고, 소화가 안 되고, 가슴이 답답하고, 힘이 빠진다. 조용한 환경에서 더욱 철저히 이완하며 민감해진 자율 신경을 달래야 한다. 이 시기는 수행의 질과 양에 따라 수개월이 지날 수도 있다. 한 번으로 끝나지 않고 수행이 무르익을 때마다 고비를 넘기면서 몇 차례 반복적으로 반드시 거쳐야 하는 과정이다.

호흡이 깊어지는 시기에는 위장에서 소화액이 과다 분비되면서 과식하게 되어 가스가 많이 발생한다. 가스가 장 안에 가득하면 호흡 메커니즘에도 부하가 생겨 다시 호흡 근육이 굳어 버린다. 복압도 높아지며, 심상의 혈액은 아래로 내려가지 않고 머리로 올라가 뜨거워지고 고통스럽다. 이것이 상기병이다. 반드시 소식해야 한다.

수행 과정 중에 나타나는 어려움은 몸과 마음의 안정을 얻고자 한다면 거쳐야 하는 필연적인 과정이다. 이 상황에서 수행을 포기하는 수행자들이 많다. 신념을 갖고 차분히 대처하고, 긴장을 시키는 환경과 상대에게서 벗어나 자연 호흡, 등산, 산책, 수신선무 등으로 재충전의 기회를 가지는 것이 좋다. 낮은 방석으로 와선하고, 번거로운 일상에서 벗어나 마음의 안정을 취해야 한다. 현대의 과학과 의학을 유효적절하게 병행하면서 지혜롭게 수행의 방향을 잡아야 한다.

마음

수행 단계가 올라서면 마음을 내려 무심으로 가야만 몸이 이완될 때가 온다. 마음이 사라지지 않고서는 건널 수 없음을 저절로 알게 되는 힘이 생긴다. 배꼽 주변에 뭉침이 사라지면 삼매의 구름을 타고 천상에서 대자유인의 평안을 만난다. 늘 마음을 지켜보면서 어떤 생각도 일어나지 못하게 습을 들여야 한다.

모든 생각은 그동안 습을 들인 뇌 정보이다. 생각에 끌려다녀서는 안 된다. 마음이 사라지면 단전의 모든 신경들이 살아나고, 호흡은 저절로 이루어진다. 모든 것을 놓아도 인체는 에너지로 충만할 것이며, 삼매에 들어 마음을 텅 비울 것이다. 이러한 체험도 하지 못한 채 오직 일념으로 한 곳에 몰입하여 정신이 몽롱한 것을 가지고 외도와 사도들은 삼매라고 한다.

좌선 중 호흡을 지켜보라. 지켜보는 것마저 놓아라. 이것으로 도의 반열에 들어선다. 죽어 있던 호르몬 기능이 살아나 이완 호르몬이 원활하고 충분하게 분비된다. 인체가 원하는 것이 없으니 마음이 움직이지 않는다. 마음이라는 거짓 정보를 삭제하는 힘이 점점 강해진다.

수행이 점점 깊어지고 삼매로 습을 들이면 생각 자체가 고요해진다. 내가 누구인지조차 모르는 경지가 된다. 말을 하면서도 듣는 상대방을 전혀 의식하지 않는다. 말을 하지만 마음은 움직이지 않는다. 그 정도로 수행이 올라가면 그대로 습이 들어 몸에서 호르몬이 나오고, 대뇌까지 기능이 활발해진다. 대뇌에서는 모르핀이 나오고, 솔방울샘에서는 멜라토닌이 분비된다. 그러니 몸이 그저 포근하고 평화스럽다.

수신행법 ―

수신공, 수신선무, 수신태극권

수신행법이란 무심으로 가기 위해 몸을 유동적으로 움직이면서 인체의 균형을 조절하고 재생하며, 호흡의 안정과 마음의 평안을 자연스럽게 이끌어 가는 행공이다. 그러므로 수신修身 즉 수심修心이다

✽ 움직임과 고요함의 조화

처음 수행을 하면 동작마다 의식적으로 행해지고 부자연스럽게

느껴진다. 계속 정진하다 보면 점차 자세, 호흡, 의식이 스스로 자연스럽게 이루어진다. 수신행법의 필요에 따라 취하는 방법이 동작마다 다르다. 동작이 요구하는 대로 하되 모두 자연스럽게 해야 한다. 경직되거나 긴장하면 안 된다. 그러면 움직임 속에서 고요함을 느낄 것이다.

'움직임'과 '고요함'을 조화롭게 배합하여 수련해야 한다. '동動'이란 몸의 움직임과 마음의 움직임을 말한다. 몸의 움직임을 '외적인 움직임', 마음의 움직임을 '내적인 움직임'이라고 한다. '정靜'이란 몸의 고요함과 마음의 고요함을 말한다. 몸의 고요함을 '외적인 고요함', 마음의 고요함을 '내적인 고요함'이라고 한다.

움직임과 고요함은 수행자의 체질과 질병에 따라 조화롭게 결합돼야 한다. 움직임을 행할 때는 밖을 움직이면서 안을 고요히 하여 움직임 속에서 고요함을 구한다. 고요함을 행할 때는 밖을 고요히 하면서 안을 움직여 고요함 속에서 움직임을 구한다. 움직임과 고요함이 하나가 되어 나중에 하나조차 없는 상태가 된다.

수행하는 과정에서는 두 가지 태도를 조심해야 한다. 첫째, 조급히 이루고자 상황에 맞지 않게 지나칠 정도로 맹렬한 수련을 하는 태도이다. 둘째, 이완 상태와 무기력증을 혼돈하거나 게으르고 나태하여 수련을 하다 말다 반복하는 태도이다. 과하지도 않고 부족하지도 않은 수련이 되어야 한다.

명의 화타는 운동의 중요함을 '움직이는 문은 벌레 먹지 않고, 흐르는 물은 썩지 않는다'라고 표현했다. '인체는 움직여야만 한다. 그러나 지나치게 많이 움직이면 안 된다.' 물방울이 돌을 뚫는 근기와 신념을 갖고 꾸준히 수련해야만 바라는 효과를 거둔다. 옛사람이 말했듯이 '도는 자연을 본받는 것이다.'

🪷 수신공

수신오도에 입문하는 도반에게는 먼저 수신공修身功을 권한다. 몸의 균형을 잡아 주는 동작들로 구성되어 있지만 몸과 함께 마음도 편하게 해준다. 마음의 편안함도 마음만으로 되지는 않는다. 몸의 적극적인 협조가 필요하다. 수신공은 수신선무를 수월하게 진행하기 위한 기초 과정으로, 수신선무에 들어가기 전에 하는 예비 동작이다. 수신공만 잘 수련해도 건강 유지에 전혀 손색 없이 도움이 된다. 수신공은 다음과 같다.

1. 모든 관절 부위를 부드럽게 하고 온몸을 흔들어 이완한다.
2. 굳은 전신을 두드려서 이완시켜 혈액 순환을 촉진한다
3. 굳은 근육을 당기는 이완 요법으로 호흡 근육, 근막을 풀어 준다.

🪷 수신선무

수신선무修身禪舞는 각 동작의 구체적인 요구에 따라 의식적으로 몸을 조절하여 자세를 바르게 하고, 자연 호흡에 맡겨 동작에 의식

을 모아 잡념을 없애는 행법이다. 수행자가 능동성을 발휘하여 스스로 수련하는 방법으로 이완 효과를 얻는다. 능동성이란 자신의 노력에 의존해서 몸과 마음을 수련하여 심신의 균형을 잡는 능력 배양을 말한다.

수신선무의 주된 내용은 전신 이완과 근육 당기기, 부드러운 움직임, 평화로운 고요함과 이완된 상태에서 의식 모으기로 구성되어 있다. 동작마다 치중하는 수단과 행법이 달라 저마다의 특색을 띤다.

'행법을 알려 주기는 쉽지만, 잘못된 행법을 고쳐 주기는 어렵다'는 말이 있다. 잘못된 자세가 익숙해지면 바로잡기가 힘들다. 행법을 할 때는 신념을 바탕으로 바른 자세를 배우도록 노력해야 한다.

🪷 수신태극권

수신태극권은 자연스럽게 몸, 호흡, 마음을 하나로 해준다. 자연에 순응하여 부드러움이 강함을, 느림이 빠름을 제압하는 경지를 터득하게 된다. 단순히 몸을 건강하게 하고 호흡을 조절하는 것뿐만 아니라, 스스로를 이겨 내면 세계를 깨우치는 데도 상당한 도움을 준다.

수신태극권처럼 느린 움직임이 필요한 이유가 있다. 움직임이 느리지 않으면 자기를 제대로 볼 수가 없다. 어떤 움직임을 하고 있는지, 어떻게 숨 쉬고 있는지, 이런 마음이 왜 일어나는지, 움직임을 보아야 한다.

호흡 신경이 열린 수행자는 의식과 움직임이 하나가 되어서 혈액 순환이 매우 원활해진다. 내면으로 향하기만 하면 에너지가 충만한 상태를 경험하게 된다. 특히 몸이 유연하게 열린 상태에서 척추와 관절들이 막힘이 없는 자세가 되면 매우 안정된 심신 상태를 늘 유지, 발선시킬 수 있다.

수신태극권은 유유히 흐르는 물처럼 끊임없이 움직이는 몸짓과 안정된 호흡을 요구한다. 혈액 순환으로 신진대사를 촉진시켜 근육과 관절은 물론, 내장까지 조절된다. 정신을 맑게 해주어 건강과 함께 신체의 각 기관을 활성화시켜 젊음을 찾고 장수를 준다.

수신태극권은 성명쌍수의 도로써 몸과 마음이 하나가 되어 건강과 참된 안정, 평화를 찾아 준다. 또한 점차 자신의 본성에 가깝게 도달하도록 안내해 주는 행법이다. 오래된 역사를 지니고 있으면서도 가장 현대적이라 할 만한 이상적인 행법이다.

이완 수행 시 기본으로 알아야 하는 호흡 근육

최소한 인체를 알아 가면서 호흡 근육의 정확한 위치를 파악해야 수행에 도움이 된다. 우리 몸의 모든 근육은 배꼽으로 귀결된다고 볼 수 있다. 몸의 중앙 부위인 배꼽에서 가장 크게 근육을 잡아 준다. 팔과 다리는 내측과 외측근에서 근육을 잡아 주는 형태로 되어 있다. 호흡 근육에는 횡격막, 복직근, 외복사근, 내복사근, 늑간근, 흉쇄유돌근 등이 있다. 몸통 전체가 호흡 근육이다. 호흡 근육을 사용하려면 반드시 신경이 살아야 한다. 신경이 없으면 근육을 움직일 수 없다.

🌸 횡격막

횡격막은 호흡에 관여하는 가장 중요한 근육이다. 근육이 수축하면 횡격막이 아래로 내려오고, 아래쪽 늑골은 바깥쪽으로 움직여 흉부의 부피가 커진다. 호흡을 하면 횡격막이 장기를 연결시키는 장간막을 움직이게 한다. 그러면 장기가 움직이고, 늑골과 심장 사이의 늑간근이 움직여서 심장의 부하를 덜어 주어 호흡이 이뤄진다. 복압, 흉압, 폐압의 조화로 횡격막이 수축과 이완을 반복하며 신체 전반적인 기능 또한 향상된다.

🌸 배곧은근(복직근)

복부의 앞 중앙에 좌우로 나란히 있는 근육이다. 서 있는 위치에서는 전방에서 장기를 받쳐 준다. 흉곽과 치골을 서로 붙잡아 요추에 대한 부하를 전방에서 받쳐 주는 역할을 한다. 대둔근의 보조를 받아 골반의 전방 경사를 방지한다. 복부의 내장을 보호하며, 갈빗대 사이 신경의 지배를 받아 척추를 앞으로 굽히거나 복압을 가할 때 작용한다.

복직근의 수축(경직)은 치골을 끌어당겨 골반의 후방경사를 유발하며, 요추 후만을 만들기도 한다. 복직근은 호흡에 주로 사용하는 근육으로 갈비뼈와 연결되어 있다. 압력을 낮추려면 갈비뼈를 들어올려야 한다. 복직근이 경직되어 뭉쳐 있으면 올라가지 않아 더욱 경직된다. 이때 몸은 점점 이완 호르몬을 찾고, 그동안 습 들여진 대로 환경과 대상을 찾는다.

🌸 배속빗근(내복사근)

배에서 양옆으로 두 번째 층을 이루는 넓은 근육이다. 배의 압력을 높이며 숨을 내쉬는 작용을 한다. 강한 의식은 스트레스 호르몬을 분비해 온몸을 경직시키지만, 가장 치명적인 것은 바로 내복사근의 경직이다. 내복사근은 골반능에 백색선으로 부착되어 있다. 횡격막이 내려올 때 하부 늑골이 벌어지면 골반도 좌우로 벌어지는 것이다. 숨을 들이키려면 갈비뼈를 들어 올려야 하는데, 내복사근이 굳으면 갈비뼈를 들어 올리지 못한다. 그러니 아래 갈비뼈는 움직이지 못하고 명치 위의 갈비뼈만 간신히 움직인다.

🌸 배바깥근(외복사근)

몸의 측면에 붙어 있는 근육이다. 체간의 측굴이나 회전에 이용되며, 호흡에도 작용한다. 늑골을 들어 올리거나 복압이 올라갈 때도 사용되는 근육이다. 골반의 개폐 작용과 밀접한 관계를 이루는 서혜인대는 늑골에 붙어 있는 외복사근이 말려 형성된 것이어서 흉곽의 움직임이 매우 중요하다.

🌸 늑간근(갈비뼈)

폐는 내장인데도 유일하게 근육이 없어 혼자 움직이지 못한다. 다른 골격근의 도움으로 움직인다. 다시 말해 가슴통을 늘리면 폐로 공기가 들어가고, 가슴통을 줄이면 폐에서 공기가 빠져나가는 것이다. 가슴통, 즉 갈비뼈의 간격을 늘이고 줄이는 근육이 늑간근이다. 늑간근의 운동 호흡을 흉식 호흡이라 한다. 늑골 사이에 있는 근육으로 늑골을 움직여 호흡을 도와준다.

흉곽을 안정화시키기 위해 수축하며 호흡하는 동안 늑간 공간이 밖으로 팽창하거나 흡입되는 것을 방지한다. 늑골의 상승과 하강으로 흉강의 부피가 달라진다. 이때 늑간근은 늑골을 올리고 내리는 근육이다. 늑간근은 다시 외늑간근과 내늑간근으로 나뉜다.

외늑간근

늑골이 올라가는 운동을 담당한다. 호흡에서 흡기에 관여한다. 외늑간근에 의해 늑골이 상승하면 흉강의 내부 부피가 커져 숨을 들이마시게 된다. 편안한 흡기와 강제된 흡기, 양쪽에 모두 작동한다.

내늑간근

외늑간근과는 반대로 늑골이 내려가는 운동을 담당하고 있다. 호흡에서 호기에 관여한다. 내늑간근에 의해 늑골이 내려가면 흉강의 내부 부피가 작아져 숨을 내쉬게 된다. 편안한 호기는 근육에 의한 힘을 필요로 하지 않기 때문에 내늑간근이 관여하지 않는다. 강제된 호기에만 근육의 힘이 필요하여 내늑간근이 작동한다. 외늑간근과 내늑간근 모두 늑간 신경의 자극에 따라 움직인다.

🪷 흉쇄유돌근

흉쇄유돌근은 두부와 경부의 굴곡과 회전 근육이다. 흉골, 쇄골, 유양돌기에 부착되어 안면의 제반 질환, 두통, 멀미 등의 자율 신경 관련 증상들을 일으키는 근육이다. 만성적으로는 경동맥에 대한 긴장의 전이를 일으킨다. 중요한 경동맥, 내경 정맥, 미주 신경이 근육 깊숙이에 있다.

흉쇄유돌근은 우리 몸의 근육 중 아주 중요한 근육이며, 앞면 근육의 대장이라 불리기도 한다. 그만큼 흉쇄유돌근의 단축이나 축의 불균형은 우리 몸의 앞면에 많은 영향을 준다. 쇄골을 잡고 있어 사각근과 앞가슴 쪽 흉골지에도 영향을 준다.

흉쇄유돌근이 굳으면 가슴 답답함, 호흡 곤란, 안면 부종, 과도한 눈물과 콧물, 이명, 어지럼증 등이 생긴다. 모든 반응들의 시작은 복부의 경직이다. 전상 흉곽을 강하게 거상하여 가슴을 끌어올리고, 흡기 시 중요한 호흡 보조근으로 작용한다.

🪷 장요근

호흡 근육은 아니지만, 인체의 균형을 잡아 주는 중요한 역할을 하는 요추와 골반을 지탱하는 근육이다. 중추 신경을 자극하는 역할도 한다. 흉추 12번과 요추에서 시작해 복강을 지나 서혜부에서 장골근과 결합하여 장골와의 테두리 위를 지난다. 대퇴의 소전자에 사선의 후하방 방향으로 부착하며 대요근, 소요근, 장골근이라는 세 개의 근육으로 이루어져 있다. 허리를 펴고 바르게 서 있게 하고, 허벅지를 들거나 구부리고, 고관절 외회전을 보조한다. 장요근이 내·외복사근을 잡아당기고 복직근을 움켜쥐면 이 부분이 함몰되어 골반이 틀어지는 것이다.

🌸 서혜부(사타구니)

대퇴부 전면과 복벽 사이에 오목하게 된 좌우의 하복부이다. 서혜부 하단에는 장골과 치골 사이에 붙어 있는 서혜인대가 있다. 대퇴 근육의 혈관 신경이 그 아래로 지나간다. 서혜부 인대는 외복사근 근막과 결합 조직 섬유로 구성되어 있으며, 주위의 근막과 피부에 붙어 있다. 서혜부의 근막이 뭉치면 빗장근이 뭉친다. 서혜인대 안쪽의 바로 위에 거의 평행으로 서혜관이 복벽근 속에 있다. 서혜관 속에는 남자는 정색, 여자는 자궁원색이 지난다. 서혜부에는 림프절이 발달되어 있다. 특히 서혜부는 잘 풀리지 않는 부분이다. 스트레칭과 옥선구로 풀면 많은 도움이 된다.

척추 변형에 따른 이완 고임

🪷 척추 전만증

요추의 만곡(커브)이 정상 각도보다 과도하게 생긴 증상을 말한다. 흔히 오리 엉덩이라고도 부른다. 수행자 중에는 수행의 척도를 복부가 많이 나오는 것으로 생각하는 사람들이 있다. 그것을 수행이 다 된 마냥 들이밀고 다닌다. 가슴은 함몰되고 배만 나온 수행자는 염증을 조심해야 한다. 조만간 염증이 번뇌로 올 것이다.

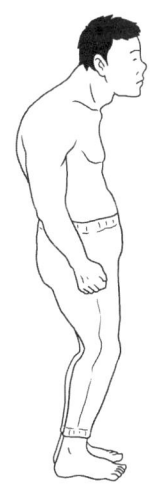

척추 전만증

척추 전만증의 자가진단

1. 바닥에 똑바로 누웠을 때 허리 부위에 손이 자유롭게 들어갔다 나온다.
2. 배에 살이 별로 없음에도 배가 많이 나와 보인다.
3. 똑바로 서 있으면 배를 앞으로 내민 것처럼 보인다.

이완 고임 기법

기본으로 가슴 뒤와 배꼽 뒤를 3:1의 비율로 하고, 천골(선골)에 고임을 해도 좋다. 인체의 균형을 잡으면서 고임의 위치를 변화시키면 된다. 경직된 척추 전만증은 인체의 구조를 변형시켜 기능이 떨어지게 하고, 이완된 척추 전만증은 모든 세포와 호흡 근육, 신경의 균형을 잡아 준다. 경직과 이완의 차이이다.

🌸 척추 후만증

척추 불균형의 대표적인 병이다. 척추체나 디스크(추간판) 또는 주위 근육의 이상으로 정상 만곡이 없어진다. 가슴의 후만곡이 더욱 증가하거나, 목과 허리에서 후만 변형을 보인다. 고임은 가슴 뒤와 배꼽 뒤를 1:3의 비율로 집중적으로 실시한다.

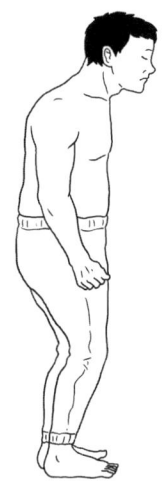

척추 후만증

<u>척추 후만증의 자가진단</u>

1. 보행 시 상체가 앞쪽으로 자꾸 쏠린다.

2. 계단을 오를 때 벅차고 힘이 든다.

3. 테이블에서 팔꿈치로 턱을 받쳐야 편안
   하다.

❀ 척추 측만증

척추 상하, 좌우로 어긋난 상태이다. 이완 수행 시 경직된 복부의 근육과 근막이 풀리고 신경이 살면 척추의 균형이 잡혀 측만증은 자연스럽게 잡힌다.

이완 수행 시 병행할 방편들

🪷 포행(산책)

긴장된 근육을 이완시켜 혈액 순환에 도움이 된다. 조용히 내면을 관하여 자연과 조화를 이룰 수 있다. 이완 수행 시 의식이 강해 몸이 굳고 마음이 일어나면 과감히 포행을 해야 한다. 의수를 옥침에 두고 하면 평안한 포행이 된다.

🌸 등산

맑고 청정한 공기를 흡입하면 심폐 기능이 좋아지는 효과가 있다. 전신의 근력을 강화하고 골밀도를 높여 줘서 골다공증 예방에 좋다. 이완 수행 시 가슴이 답답하고 부하가 걸리면 높지 않고 약간 경사진 산길을 약간 숨차게 걸어 본다.

뇌의 유전 정보로 자연 호흡이 발동하여 자율 신경이 호흡을 지배한다. 호흡의 균형이 자동으로 맞춰져서 숨이 찰 때는 인위적 호흡을 할 수 없다. 유전적 호흡이 늘 위에 있다. 가슴이 뚫리고 폐가 확장된다. 일주일에 한 번 이상 하면 폐를 확장하는 데 도움이 된다.

🌸 스트레칭(요가)

스트레칭을 한다면 무리한 자극을 피해야 한다. 빠른 효과를 보고 싶은 마음에 여러 가지 동작을 지나치게 반복하면 몸에 무리가 간다. 쉬운 동작부터 시작해 적당히 강도와 시간을 늘려야 한다. 정확한 동작이 중요하다.

스트레칭의 원리는 근육을 늘여 주는 것이다. 이때 동작 반대쪽에서는 근육의 수축이 일어나므로 너무 강하게 늘이면 몸에 부담을 준다. 어설프게 따라 하거나 억지로 자세를 만들면 스트레칭 효과를 기대할 수 없다.

힘을 뺀 상태에서는 20초 이상 천천히 길게 해야 스트레칭 효과가 있다. 스트레칭이 극으로 갈 때 더욱 힘을 빼는 연습을 반복하면 효과적이다. 반동은 금물이다. 근육, 관절이나 인대가 상할 수 있어 삼가는 것이 좋다. 날마다 하면 보다 효과적이다.

호흡 근육이 이완되고, 몸의 라인이 살아난다. 온몸에 산소를 공급해 긴장감과 피로를 풀어 준다. 혈액 순환을 도와 내장 기관을 튼튼하게 하고, 근육들 사이의 균형도 맞춘다. 집중적으로 호흡 근육과 근막을 풀어야 한다.

🪷 마사지

물리적 자극을 가해 혈액의 흐름을 원활히 하며, 순환 기능을 회복해 노폐물을 분해한다. 체내 조직으로 영양분이나 산소의 공급을 왕성하게 한다. 긴장한 근육을 스트레칭, 주무르기, 문지르기, 두드리기 등의 방법으로 이완하는 데 도움을 준다. 전신 마사지를 하되, 상체 위주로 복부와 목을 집중적으로 해주면 도움이 된다.

마사지를 너무 강하게 받으면 우리의 세포는 적응을 해 더욱 강한 자극을 원한다. 즉, 세포의 습이 된다. 적당한 압력으로 부드럽게 받기를 권장한다. 모든 신경 이완에 도움이 된다. 다만 복부는 깊은 근육까지 풀도록 조금 강하게 해도 좋다.

🪷 척추 교정(카이로프랙틱)

비정상적인 척추를 물리적 자극으로 바로잡아 중추 신경과 호흡 신경을 원활하게 하는 기법이다. 척추의 변형이 심하면 교정을 받고 그 자리에서 바로 이완하면 많은 도움이 된다. 경직된 상태에서의 척추 교정은 위험하다. 전문성을 요하는 부분이니 반드시 전문인과 상담하는 것이 좋다. 골다공증이 있다면 더욱 주의가 필요하다.

❀ 숯가마

숯가마 찜질은 고온보다는 저온이 좋다. 피부 손상, 호흡 곤란, 피부 자극, 땀구멍 이완, 심장 자극 등의 부작용이 거의 없어 이완에 효과적이다. 숯에서 발산하는 원적외선은 태양 광선 중 비가시광선의 일종으로, 파장이 매우 긴 빛이다. 70% 정도가 피부 깊숙이 흡수되어 생명 활동을 보다 왕성하게 해주는 역할을 한다. 인체에 아주 유익한 자연의 열이다.

피부에 침투한 원적외선은 미세 혈관을 확장시켜 혈액 순환을 촉진한다. 인체 내의 세포가 가지고 있는 각종 유독성 물질, 활성산소, 노폐물, 중금속류를 땀과 함께 배출하여 염증 제거에 도움이 된다. 찜질 전후로 등선차를 마시면 육체와 정신의 긴장을 이완해 줘서 이완 호르몬 분비도 활성화된다. 목욕, 반신욕, 족욕도 좋다.

🪷 옥선구

옥선구 데우는 방법

냄비에 옥선구의 1/3 정도가 잠기도록 물을 넣고 3분 정도 가열한다. 다시 옥선구를 반대 방향으로 돌려 3분 정도 가열한다. 꺼낼 때는 고무장갑을 껴야 안전하게 옮길 수 있다. 전자레인지에 전용 그릇이나 잔 받침대, 화분 받침대 등을 뒤집어 놓고 옥선구를 올려 데우면 안정적이어서 좋다. 5~6분 정도 데우고, 꺼낼 때는 면장갑을 착용한다.

옥선구 복부 마사지

볼링공 마사지와 동일하다. 뭉치고 굳은 부분이나 통증이 있는 부분이 나타나면 동작을 멈추고 온몸이 바닥에 닿도록 엎드린다. 몸에 힘을 빼고 옥선구에 체중을 실어 의념을 뭉친 부분에 집중해 몰입한다. 굳은 근막과 근육이 풀어질 때까지 10~20분 정도 생각을 내리고 편하게 엎드려 이완한다. 복부 속 깊고 세밀하게 마사지가 가능하고, 특히 서혜부 푸는 데 효과가 좋다.

옥선구 사용 시 주의 사항

옥선구를 데워서 복부 마사지를 하므로 화상에 주의해야 한다. 옥선구가 뜨거우면 수건을 깔아 적절한 온도로 조절해서 사용한다. 체중을 싣는 마사지라 부주의하면 갈비뼈 골절의 위험이 많아 주의해야 한다.

🌸 고압 산소방(산소 캡슐방), 고압 산소 치료(HBOT)

고압 산소 치료법은 인위적으로 대기압보다 높게 압력을 증가시키면서 순수 산소를 일정 시간 동안 계속 흡입하게 하는 방법이다. 압력이 증가한 상태에서의 순수 산소 흡입은 자연적인 치유 능력을 높인다. 병이나 상처가 생겼을 때 효과를 극대화시켜 준다. 예상할 수 있는 많은 질병이 산소 부족으로 발생한다.

산소 캡슐에 들어갈 때와 나올 때의 기압 차이로 약간 귀가 먹먹해진다. 크게 무리는 없으니 걱정하지 않아도 된다. 그냥 편안하게 힘만 빼고 누워 있으면 많은 숨이 깊이 들어가는 것을 느낄 수 있다. 손끝 발끝까지 저릿해지면서 몸 말단 부위까지 모세혈관이 쫙 열리는 느낌을 받는다.

고농도 산소가 동시에 분사되어 개운함, 시원함, 청량감이 느껴진다. 각종 수련에서의 불량 반응(상기증), 혹은 지속적인 스트레스로 호흡 곤란이 온 사람들에게는 정상적인 호흡을 찾아가는 과정에서 절실하게 필요한 보조 장치이다. 고압 산소방은 과학이다.

고압 산소 치료에 대한 주의 사항

부작용은 없으나 고압 산소 치료를 누구나 받을 수 있는 것은 아니다. 폐기종이 있는 사람은 고기압 상태에서 기흉이 생길 수 있다. 치료 전 반드시 폐 기능 검사를 받아야 한다. 밀폐된 공간에 여러 사람이 들어가 치료를 받기 때문에 감기 등 호흡기 질환자도 부적합하다. 고압 산소 치료로 산소 중독, 중이 손상, 시력 장애 등의 부작용이 생길 수 있다. 그런 위급 상황에 대처할 전문인이 반드시 함께해야 한다.

🪷 이완봉

경직이 심한 수행자는 신경을 다칠 수 있다. 충분히 이완된 상태
에서 시작해야 한다. 중추 신경을 이완시키는 데 많은 도움이 된다.
이완봉은 지름 5~10cm, 길이 30~50cm의 나무로 만든 둥근 봉이다.

나무에 3단계로 올라서기

발의 중간 부분 10분, 앞부분 10분, 중심축 뒤꿈치 10분을 한다.
각자의 경직도에 따라 허리를 다치지 않도록 벽이나 의지할 무언가
를 잡고 해야 한다. 안 쓰던 근육들을 이완하여 처음에는 힘들지만,
며칠만 지나면 부드러워진 몸을 느낄 수 있다.

전신 이완

누워서 무릎을 세우고 등에 댄 채로 등 쪽 전체를 위아래로 굴
린다. 고난이도의 요령이 필요하다. 누워서 발목부터 좌우로 흔들
며 허리까지 올라오게 경직된 부분을 풀어 준다. 엎드린 자세로 배
와 허벅지도 풀어 준다. 등에 대고 천천히 전신을 좌우로 흔들며 한
칸씩 내려간다.

지그시 힘을 빼고 나무 방망이 위에 서 있으면 복부에서 꼬르륵
소리가 나고, 하체로 흘러내리는 듯한 느낌이 든다. 이는 서혜부에

도 도움이 된다. 허리는 들어가고 배는 나온다. 근육과 근막을 충분히 이완하고 시행해야 한다.

✿ 오도창

발은 신체의 축소판이자 제2의 심장이다. 걷고 뛰는 발은 지속적인 충격으로 족궁의 모양이 변형된다. 그러면 직립 관절 부분이 수평을 잃어 척추, 관절에 불균형이 온다. 근육 경직과 신경 손상이 오고, 그로 인해 오장육부의 기능까지 상실된다.

오도창을 착용하면 척추가 자연스럽게 S라인이 되며 균형을 잡아간다. 몸의 균형이 유지되면 인체 구조적으로 생긴 장애가 해결된다. 호흡 근육과 근막들이 서서히 풀리면서 척추가 바로잡힌다. 불균형으로 왔던 통증도 사라져 수행 정진에도 큰 도움이 된다.

✿ 찜질팩

와선 이완 시 바닥은 항상 따뜻하게 하고, 찜질팩으로 가슴에서 하복부까지 덮어야 한다. 근육과 근막이 잘 풀리면서 체온을 올려주고, 혈액 순환을 촉진하며, 장기 기능도 좋아진다. 특히 목과 복부는 항상 따뜻하게 하되 화상에 주의한다. 전기 찜질팩은 고온으로 오래 두면 화재가 발생할 수도 있다.

🪷 식이 요법(단식)

왜 예로부터 성인들은 단식을 깨달음에 이르는 수단으로 삼았을까? 단식이 인간에게 주는 이로움은 무엇이며, 식사를 안 한다는 것은 무엇을 의미할까? 혹시 육체를 학대하는 것이 아닌가?

단식은 몸 안의 병균이 번식하지 못하도록 영양을 차단하고, 자아가 병균을 찾아 퇴치할 여유를 준다. 단식을 하는 동안 우리 몸은 병균을 퇴치하기 위해 백혈구를 급속도로 증가시킨다. 병균이 숨어 사는 체내의 여러 노폐물도 제거한다. 가장 먼저 위장이나 대장에 붙어 있는 많은 불필요한 깃들을 밖으로 내보낸다. 숙변이 나올 때까지 단식하면 몸 안의 노폐물은 모두 제거된다. 결국 병균은 몸에 의지할 수 없는 상태가 된다. 단식은 병균을 없애는 가장 좋은 수단이다.

단식은 습관에 의해 먹고 배설하는 행위에서 벗어나게 한다. 지금까지 음식을 사랑했던 시간들을 결산하고 정신적 자립을 이룬다는 의미에서도 매우 중요하다. 단식을 하다 보면 순수 직감력이 매우 예민해진다. 그야말로 행동 하나하나가 모여 생활 전체가 선이 되는 상태를 느끼게 된다. 삶에 대한 강력한 의욕과 사물을 보다 깊이 볼 수 있는 능력이 새롭게 솟아난다.

역사 속 성인들도 대부분 단식을 했다. 석가는 보리수 아래에서, 예수는 광야에서, 마호메트는 동굴에서 단식을 했다. 노자도 단식과 생식을 수시로 실행했다. 왜 한결같이 단식을 했을까? 가장 좋은 답은 스스로 단식을 경험하는 것이다. 스스로 체험하여 답을 구해 보자.

단식 시 주의 사항

단식의 주체는 '나'이다. 스스로 육체를 관장하고 있다는 것을 느껴야 한다. 단식의 목표를 무리하게 설정하지 말아야 한다. 정한 목표가 일단 완성되었다면 잠시 중단하고 휴식을 취해야 한다. 단식 중에는 무리한 운동이나 독서는 삼간다. 마음이 맞는 사람과 함께하면 더 많은 효과를 거둔다.

모든 단식은 조용한 환경, 물과 공기가 좋은 장소인 산에서 하는 것을 전제로 한다. 자연과 자주 접하여 대화를 열망하는 자세를 가지고 꾸준히 수련해야 한다. 단식을 하고 나면 지금까지 알지 못했던 새로운 자아의 세계를 발견할 것이다.

이완 수행 시 필요한 물질

옥침단 玉枕丹

글자 그대로 옥침과 단을 열어 주는 환이다. 염증 제거제를 만들면서 세포들의 에너지를 활성화시키는 약재를 첨가했다. 식약청에서 식품으로 인증된 완전 초본 식물만으로 만들었다. 염증 제거만이 아니라 몸을 보호해 주어 세포까지 활성화시키는 최첨단 염증제거제이다.

입을 통해 타액과 화학 반응을 일으켜 위장에 들어가 분해되고 소장에서 흡수된다. 소화 과정을 통해 간에서 심장으로 가 혈액을 따라 온몸으로 퍼져 염증을 속에서부터 밖으로 밀어내는 역할을 한다. 옥침단으로 수행과 관련된 모든 염증에서 해방될 수 있다. 코 세척용 엑기스인 비천수를 병행해 사용하면 효과가 극대화된다.

🪷 비천수 鼻天瑈

코로 흘려보내서 입으로 마신다. 코로 먹는 이유가 있다. 입으로 먹을 때와는 전혀 다른 호흡 근육을 사용하기 때문이다. 사용하지 않던 근육을 사용하면서 차단된 신경을 살리는 원리이다. 얼굴 전체 부비동의 염증을 치료하는 데 탁월하다.

콧속과 목 위로 잠복되어 있는 염증들이 모두 가래가 되어 배출된다. 한 번으로 끝나지 않는다. 수행이 깊어질수록 단계마다 염증이 기승을 부린다. 수시로 챙겨 코를 세척하면 호흡 신경이 움직인다. 머리는 점점 맑아지고 시원해지며 들숨의 양도 늘어난다.

🪷 개식등선차 開息登仙茶

열 개開, 숨 식息, 오를 등登, 신선 선仙, 차 차茶. 개식등선차는 굳은 호흡 신경과 근육이 이완되어 숨이 깊게 들어오고 복부가 불룩거리는 현상이 나타나는 시기에 마시면 좋다. 등선차는 소장과 대장에서 흡수되어 뇌로 올라가 신경과 신경 사이(시냅스)를 연결시켜 주는 호르몬을 생산한다. 호흡 신경과 근육이 경직된 수행자가 마시면 큰 반응을 느끼지 못한다. 반면 오랜 이완으로 호흡 신경과 근육은 이완되었지만 호르몬이 제대로 분비되지 못한 수행자는 큰 변화를 보인다. 우울증에 걸린 사람에게도 좋다.

호흡 신경과 근육들이 오랜 세월 굳어 있으면 연수(숨뇌)의 기능이 상실된다. 이런 사람들에게도 등선차 효과가 탁월하다. 한마디로 등선차는 숨뇌의 신경을 연결시키는 호르몬이 다량으로 함유된 차이다.

🌸 삼무호르몬팩

피부를 통해 호르몬 성분이 흡수된다. 모세혈관을 타고 온몸의 혈관을 거쳐 뇌에서 이완 호르몬을 분비하도록 한다. 중추 신경을 이완시켜 세포의 염증을 치료한다.

🌸 삼무선초

수행을 하다 과부하가 걸려서 몸이 피곤하고, 가스가 차고, 눈이 빠질 듯이 아플 때 효과를 본다. 호르몬 생성 성분이 함유되어 있고, 젖산을 해결해 주면서 염증을 잡는다.

🪷 천삼정

호르몬 생성 성분이 함유되어 있다. 말단 세포까지 에너지 공급을 해주어 세포 활성화에 도움을 준다.

🪷 법주

법주는 어느 정도 수행이 진행된 수행자에게 필요하다. 이완 수행 시 다량의 이완 호르몬으로 신경을 살려야 할 때 큰 도움을 준다. 특히 곡주의 알코올 성분이 혈액 순환을 촉진해 근막을 이완시킨다. 옛 신선들의 생로사의 방편 물질 중 하나가 법주이다.

🪷 어혈주

몸속에 염증이 생기기 전에 정체된 어혈을 근본적으로 풀어 주는 효과가 있다. 인체가 염증의 원인인 활성산소를 만들어 내는 이유는 여러 가지이다. 그중 대표적인 것이 혈액 순환 장애이다. 에너지 부산물이 제대로 정화되지 못하고 정체되면 혈액의 흐름이 막히고, 미주 신경이 경직되면 모세혈관이 막힌다. 혈액이 많이 정체된 사람은 해당 부위의 세포들이 병들어 간다. 정체된 혈액은 뭉쳐 있고 탁하다. 이런 혈액을 어혈이라 한다.

어혈주로 어혈은 관리하고 세포는 살려야 한다. 탁한 혈액을 맑게 해 혈액 순환을 활성화한다. 어혈로 인해 병든 세포를 재생할 에너지를 공급한다. 어혈은 신경이 죽어서 생기는 것이다. 신경이 죽은 곳엔 반드시 어혈이 있다. 반드시 기억하고 대처해야 한다.

❧ 홍경천

기관지의 염증과 비염이나 축농증이 있는 경우 소독용으로 사용하면 효과적이다. 홍경천 1kg을 60도짜리 곡주 2L에 담갔다가 60일 이후 면봉에다 묻혀 코를 소독하면 비염과 축농증에 아주 효과적이다.

❧ 민들레

노랗게 꽃이 핀 민들레를 뿌리째 뽑아 황설탕과 2:1 비율로 희석한 후 약 3개월 동안 숙성시킨다. 매일 아침저녁으로 맥주잔으로 1/2잔씩 복용하면 단방 요법으로 염증에 효과가 있다.

호흡 근육을 이완하는 자세

이완 수행은 경직된 호흡 근육과 근막을 푸는 것부터 시작한다. 장마사지, 장치기를 기본으로 수행 전후에 하면 효과를 본다. 모든 동작은 첫 호흡을 들숨으로 시작한다. 날숨 때 서서히 움직이면서 정확한 자세로 이완을 한다. 당겨지는 부위가 느껴지면 자연 호흡으로 돌리고 더욱 의념으로 힘을 빼는 연습을 반복적으로 해야 한다.

🌺 이완 1 자세

복직근, 늑간근, 근막 이완에 도움이 된다.

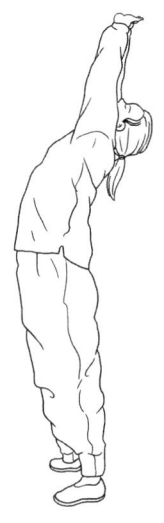

---

1. 어깨너비로 양발을 11자로 벌리고, 양손은 깍지를 끼어 손바닥이 위로 향하도록 뻗는다.

2. 허리와 가슴을 앞으로 내밀고, 고개는 자연스럽게 뒤로 제친다. 어금니는 살짝 다문다.

3. 호흡은 의식하지 말고, 몸 전체에 힘을 빼는 데 의념을 두어야 한다.

4. 이완된 상태로 절대 30초 이상 무리하게 하지 않는다.

5. 정지된 상태에서 힘을 빼는 연습을 한다.

🌸 이완 2 자세

외복사근, 내복사근, 측면 늑간근 이완에 도움이 된다.

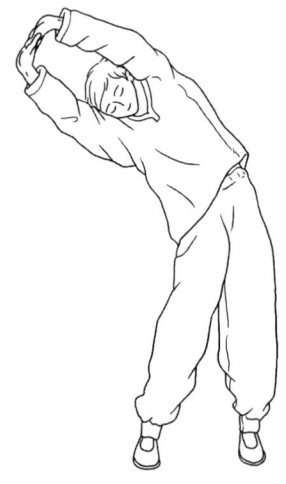

1. 어깨너비로 양 발을 11자로 벌리고, 양손은 깍지를 끼어 손바닥이 측면으로 향하
   도록 뻗는다.

2. 허리와 골반을 반대쪽으로 밀어 준다.

3. 손을 뻗을 때 몸이 바닥으로 쏠리게 하지 않는다. 얼굴과 몸통은 정확하게 정면
   을 보고 옆으로 뻗어 준다.

4. 호흡은 의식하지 말고, 힘을 뺀 상태에서 30초 이상 지속한다.

5. 방향을 바꿔 같은 동작을 반복한다.

🌸 이완 3 자세

복직근, 흉부 근육, 목 근육 이완에 도움이 된다.

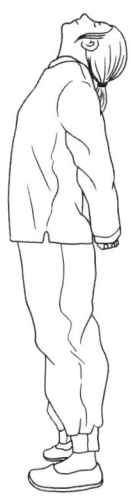

---

1. 어깨너비로 양발을 11자로 벌리고, 뒤로 양손 바닥이 위로 향하게 깍지를 낀 상태로 엉덩이에 편안하게 기댄다.

2. 어깨가 뒤로 간 상태에서 아래로 내리고, 가슴을 최대한 내민다. 고개는 자연스럽게 뒤로 넘어가야 한다.

3. 무게 중심이 앞으로 쏠리지 않게 발바닥이나 발뒤꿈치에 몸의 중심축이 서야 한다.

4. 호흡은 의식하지 말고, 힘을 뺀 상태에서 30초 이상 한다.

🌿 이완 4 자세

복직근, 흉부 근육, 목 근육 이완에 도움을 주고, 인체의 전체적인 균형을 잡아 준다.

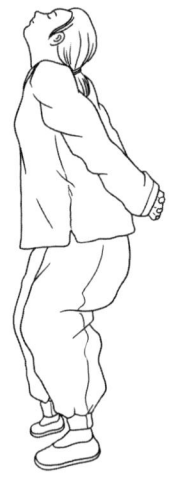

1. 어깨너비로 양발을 11자로 벌리고, 양손 바닥이 위로 향하도록 깍지를 끼고 뒤로 돌린 상태에서 위로 올린다.

2. 편안하게 양 무릎을 굽히고, 어깨는 뒤로 간 상태에서 아래로 내린다. 가슴은 최대한 내밀고, 엉덩이를 뒤로 내밀면서 허리를 S 라인으로 만든다(오리 엉덩이). 고개는 자연스럽게 뒤로 제치면 된다.

3. 무게 중심이 앞으로 쏠리지 않게 발바닥이나 발뒤꿈치에 몸의 중심축이 서야된다.

4. 호흡은 의식하지 말고, 힘을 뺀 상태에서 30초 이상 지속한다. 절대 무리하면 안된다.

🪷 이완 5 자세

흉쇄유돌근, 사각근, 목 주변 근육 이완에 도움이 된다.

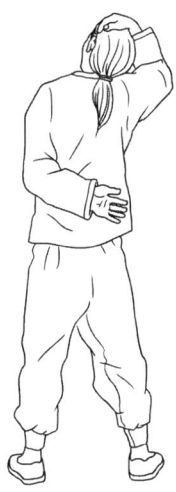

1. 어깨너비로 양발을 11자로 벌린다. 한 손은 머리에, 반대 손은 허리를 지나 옆구리
   에 손등을 댄다.

2. 허리를 펴고 가슴을 내밀고, 손바닥은 측두부를 감싼다. 목에 힘을 뺀 상태에서
   저항하지 말고 천천히 잡아당긴다.

3. 옆으로 당긴 상태를 유지하면서 45도 방향으로 고개를 숙이면서 당겨 준다.

4. 방향을 바꿔 같은 동작을 반복한다.

5. 호흡은 의식하지 말고, 힘을 뺀 상태에서 30초 이상 해야 한다.

🌿 이완 6 자세

복직근, 장요근, 흉부, 목 근육 이완에 도움이 된다.

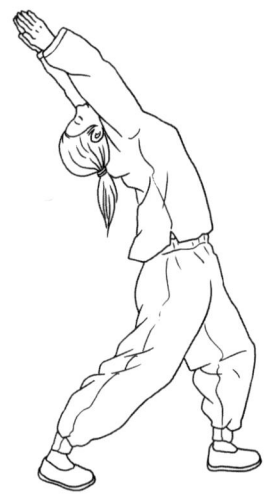

---

1. 양다리를 앞뒤로 벌리고, 양손 바닥을 붙여 위로 뻗은 상태로 뒤쪽으로 활 모양
   처럼 휘어 준다.

2. 뒷다리는 무릎을 펴고, 앞다리는 무릎을 90도 구부린 상태에서 허리를 넣는다.
   목을 자연스럽게 제치고 힘을 뺀 상태로 유지한다.

3. 호흡은 의식하지 말고, 힘을 뺀 상태에서 30초 이상 유지한다. 절대 무리하면 안
   된다.

🌿 이완 7 자세

늑간근, 외복사근, 어깨 이완에 도움이 된다.

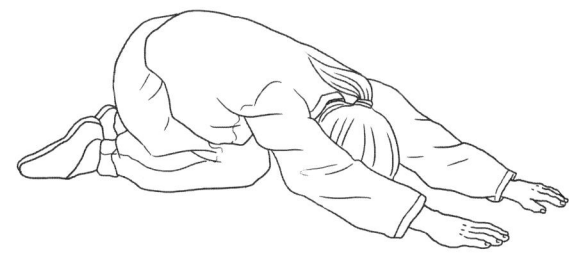

---

1. 무릎을 구부려 앉아 몸통을 옆으로 틀고, 양손을 뻗는다.

2. 엉덩이는 뜨지 않게 하고 고개는 숙인다.

3. 오른쪽으로 뻗을 땐 최대한 오른팔을 뻗어 준다.

4. 방향을 바꿔 같은 동작을 반복한다.

🌿 이완 8 자세

치골부터 목까지 호흡 근육과 관련된 부분의 이완에 도움이 된다.

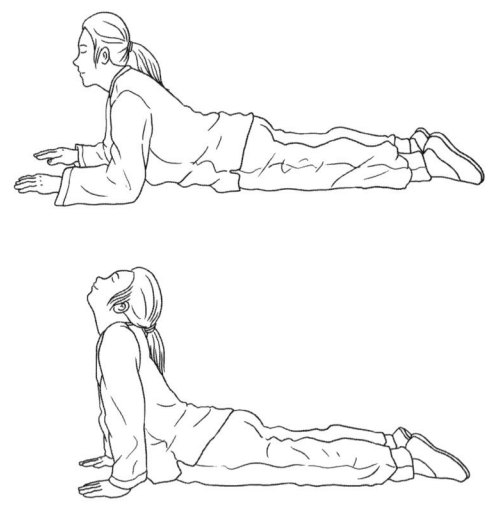

1. 엎드린 상태에서 양다리를 뻗고, 가슴 앞에 양손 바닥을 받치고 위로 뻗어 준다.

2. 허리가 많이 경직된 수행자는 위의 그림 자세로 시작한다. 팔꿈치를 바닥에 붙이고 가슴을 위로 올린다. 얼굴은 정면을 바로 보고, 어깨와 허리의 힘은 뺀다.

3. 허리가 유연한 수행자는 아래의 그림 자세를 한다. 팔을 완전히 뻗은 상태에서 가슴을 내밀고, 고개를 자연스럽게 뒤로 젖힌다. 어금니는 살짝 다물고, 허리에 힘을 뺀다.

4. 호흡은 의식하지 말고, 힘을 뺀 상태에서 30초 이상 유지한다. 절대 무리하면 안 된다.

5. 허리의 경직에 따라 양손을 가슴에서 전방으로 조금씩 내밀면서 조절한다.

🌿 이완 9 자세

서혜부, 복직근 이완에 도움이 된다.

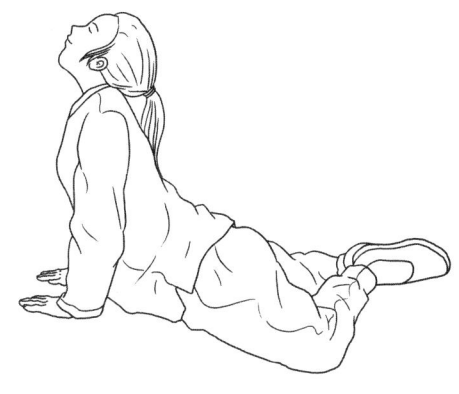

---

1. 엎드린 상태에서 양 무릎을 옆으로 벌린다. 발바닥을 붙이고, 양손을 밀어낸다.

2. 양 무릎을 마름모 모양으로 한 채 허리를 넣는다. 생식기 부분 치골이 바닥에서 떨어지지 않도록 한다.

3. 양손을 가슴에서 전방으로 하되, 무리하지 않도록 위치를 조절하면 된다.

4. 호흡은 의식하지 말고, 힘을 뺀 상태에서 30초 이상 유지한다. 절대 무리하면 안된다.

🪷 이완 10 자세

흉부 근육과 어깨 이완에 도움이 된다.

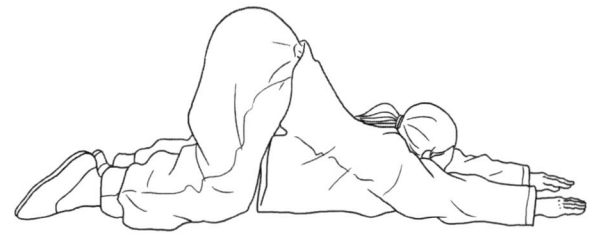

1. 무릎을 구부린 상태로 양손을 앞으로 밀면서 가슴을 바닥에 닿게 한다. 엉덩이는 위로 향하도록 한다.

2. 양팔은 어깨보다 안쪽으로 뻗는다. 턱은 바닥에 받치고, 가슴을 바닥에 꼭 붙인다.

3. 등과 허리가 굳을수록 힘드니, 몸을 전방으로 밀면서 가슴 붙이는 것을 조절한다.

4. 호흡은 의식하지 말고, 힘을 뺀 상태에서 30초 이상 유지한다. 절대 무리하면 안 된다.

🪷 이완 11 자세

서혜부, 고관절 이완에 도움이 된다.

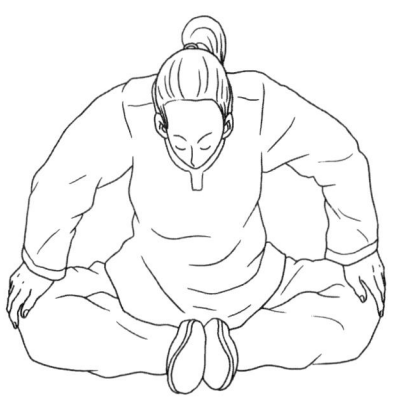

---

1. 양손으로 무릎을 누르고, 허리를 약간 숙인다.

2. 엉덩이 치골 부분을 뒤로 빼고, 발바닥을 붙인다.

3. 허리를 약간 숙이면서 양 무릎을 손으로 지그시 눌러 준다.

🌿 이완 12 자세

서혜부, 고관절 이완에 도움이 된다.

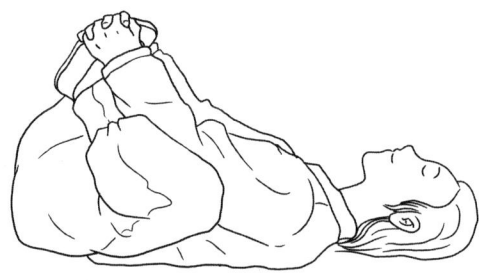

---

1. 누운 상태에서 발바닥을 붙이고, 양 무릎은 옆으로 벌린다.

2. 고개는 들지 말고, 양손으로 발을 잡아 가슴 방향으로 천천히 당긴다.

🪷 이완 13-1 자세

서혜부, 장요근 이완에 도움이 된다.

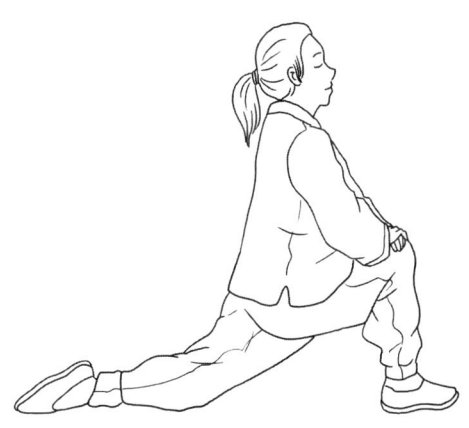

1. 한 발은 전방으로 무릎을 세우고, 반대 발은 뒤로 최대한 뻗어 골반과 몸통이 정면을 향하게 한다.

2. 양손을 무릎에 올려 중심을 잡고, 허리는 세운다.

3. 어깨의 힘을 빼고 몸을 앞으로 민다.

✿ 이완 13-2 자세

서혜부, 장요근, 복직근, 가슴 이완에 도움이 된다.

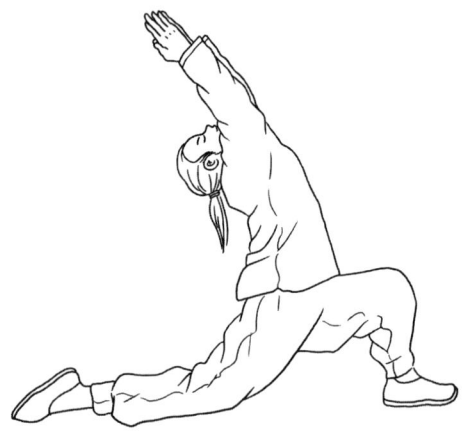

1. 한 발은 전방으로 무릎을 세우고, 반대 발은 뒤로 최대한 뻗어 골반과 몸통이 정면을 향하게 한다.

2. 양손 바닥을 붙여 위로 뻗은 상태에서 허리와 고개를 뒤로 젖힌다.

3. 척추 후만증에 도움이 되는 자세이다. 척추 전만증 수행자는 주의한다.

🌼 이완 13-3 자세

서혜부, 장요근, 복직근, 가슴 이완에 도움이 된다.

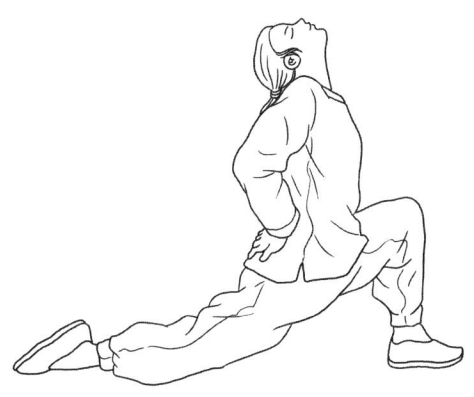

---

1. 한 발은 전방으로 무릎을 세우고, 반대 발은 뒤로 최대한 뻗어 골반과 몸통이 정면을 향하게 한다.

2. 양손은 골반에 대고 밀면서 허리와 고개를 젖히고, 가슴을 최대한 앞으로 내민다.

3. 척추 후만증에 도움이 되는 자세이다. 척추 전만증 수행자는 주의한다.

🌸 이완 14 자세

서혜부, 고관절, 외복사근, 내복사근, 목, 어깨 이완에 도움이 된다.

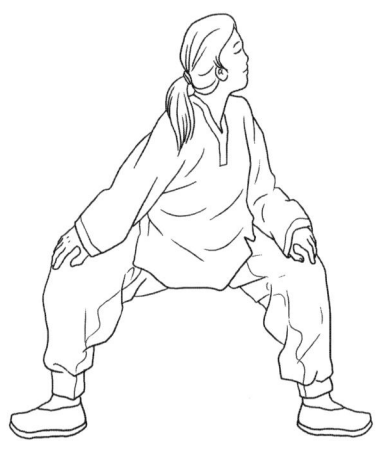

1. 양다리를 무릎이 90도로 굽힐 수 있도록 벌리고, 양손은 무릎에 둔다.

2. 오른쪽으로 비틀 때는 오른손으로 오른 무릎을 옆으로 밀고, 엉덩이는 뺀다.

3. 허리는 넣고, 몸통은 살짝 숙인다.

4. 고개와 허리를 최대한 오른쪽으로 돌린다.

5. 방향을 바꿔 같은 동작을 반복한다.

🪷 이완 15 자세

서혜부, 고관절 이완에 도움이 된다.

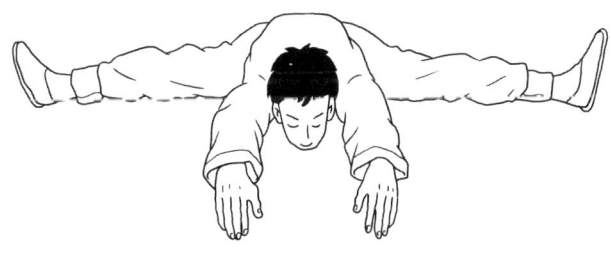

---

1. 양다리를 최대한 벌리고, 허리를 앞으로 한다.

2. 천천히 양손을 앞으로 뻗어 준다.

3. 무리하지 말고 내려갈 수 있을 만큼만 내려가야 한다.

🌸 이완 16 자세

내복사근, 외복사근, 목 근육 이완에 도움이 된다.

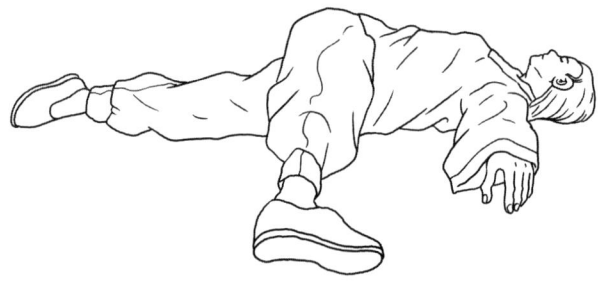

---

1. 편안하게 눕고, 오른쪽 다리를 90도 들어 왼쪽으로 허리를 비틀면서 내린다.

2. 고개는 오른쪽으로 돌린다.

3. 방향을 바꿔 같은 동작을 반복한다.

🌿 이완 17 자세

내복사근, 외복사근, 목 근육 이완에 도움이 된다.

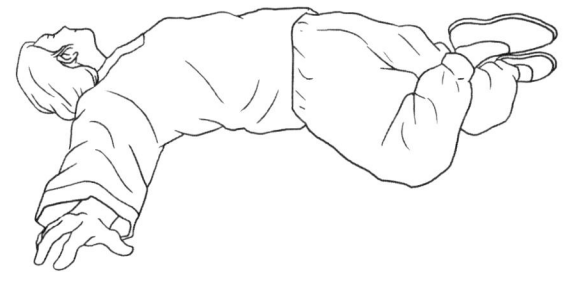

---

1. 편안하게 누워 어깨너비로 양 무릎을 세우고, 오른쪽 발목을 왼쪽 바깥 무릎에 걸친다.

2. 왼쪽 무릎을 오른쪽 방향으로 넘긴다.

3. 양 무릎이 바닥에 닿게 한 채 고개는 왼쪽으로 돌린다.

4. 방향을 바꿔 같은 동작을 반복한다.

🌿 이완 18 자세

S자 굴곡 유지와 어깨 이완에 도움이 된다.

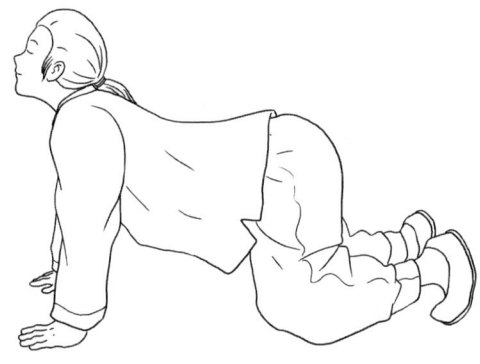

---

1. 양손을 어깨너비로 벌리고, 어깨 아래에 손목이 있는지 확인한 뒤 두 다리를 골반 넓이 정도로 벌린다.

2. 골반 아래에 무릎이 있는지 확인하고, 턱 끝을 위로 자연스럽게 끌어올린다.

3. 허리는 움푹하게 바닥 쪽으로 내린다.

4. 척추 후만증에 좋다.

🪷 이완 19 자세

치골부터 목까지 이완된다.

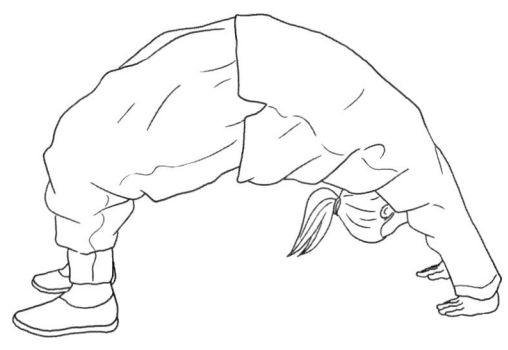

1. 누운 상태에서 양 무릎을 세우고, 양손은 뒤집어서 어깨너비로 벌린다.

2. 양발과 손을 동시에 밀면서 복부를 위로 향하고, 고개는 뒤로 젖힌다. 허리에 힘
   이 들어가니 주의한다.

3. 어려운 자세여서 몸이 충분히 이완된 수행자만 해야 한다. 절대 무리하면 안 된다.

4. 척추 후만증에 좋은 동작이다.

🌿 이완 20 자세

어깨, 허리, 엉덩이, 뒷다리가 이완된다.

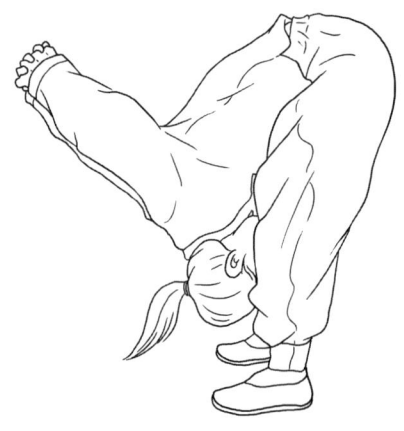

---

1. 서 있는 상태에서 가슴을 내밀고, 양손은 뒤로 깍지 낀 상태로 들숨을 깊게 천천히 마신다.

2. 허리를 앞으로 숙이며 천천히 내쉰다.

3. 양팔을 최대한 뒤로 젖힌다.

4. 혈압이 있으면 고개를 살짝 들고 허리를 숙인다. 늘 주의해야 한다.

5. 앞으로 쏠리지 않도록 무게 중심을 발바닥이나 발뒤꿈치 쪽으로 이동한다. 척추 전만증에 좋은 자세이다.

🪷 이완 21 자세

서혜부가 이완된다.

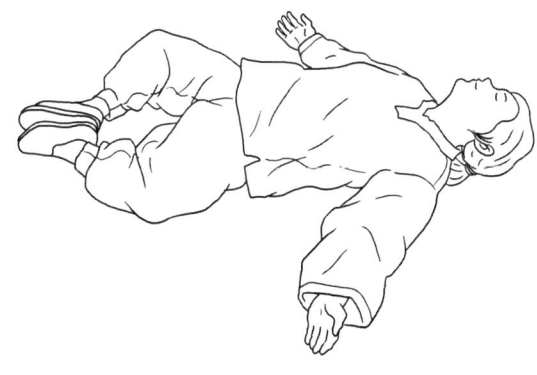

---

1. 편하게 누워 양 무릎을 붙인 상태로 살짝 구부리고, 옆으로 천천히 벌린다.

2. 다리를 마름모로 만들고, 서혜부에 힘을 뺀다.

3. 10분~1시간 정도가 충분하다. 절대 무리하면 안 된다.

4. 마비 현상과 함께 상당한 통증이 온다. 갑자기 움직이면 신경을 다칠 수 있다.

5. 마무리할 때 천천히 한쪽 발목부터 좌우로 움직이면서 아래로 다리를 뻗어 준다.

✢ 이완 22 자세

복직근, 내복사근, 외복사근, 서혜부가 이완된다.

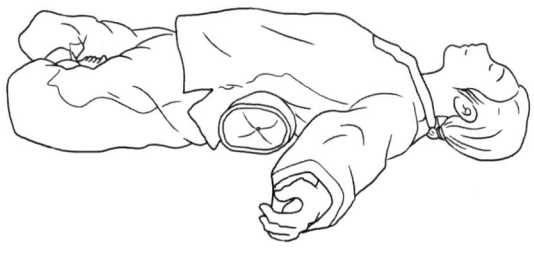

---

1. 결가부좌 자세로 허리에 방석을 높게 대고 눕는다.

2. 무릎이 바닥에 닿도록 서혜부와 복부에 힘을 뺀다.

3. 시간이 지나면 서서히 바닥에 닿는다.

제 5 장

수행이 잘못되면 요절한다

화두 참선, 단전 호흡

🪷 화두 참선

화두를 들고 앉아서 좌선을 하면 한 번씩 몽롱해지면서 삼매라고 생각되는 상태에 들어가게 된다. 이때 들숨일까, 날숨일까? 아니면 지식일까? 들숨, 지식, 날숨이 길게 이어졌다가 지식으로 딱 끝난다.

화두 참선을 열심히 하다 보면 몸이 극도로 이완되고 마음이 평온해지면서 호흡이 계속 길게 들어오기도 한다. 마냥 끝없이 호흡이 들어오고 허리와 가슴이 쫙 펴지면서 아주 평온한 상태에 머무르게 된다. 대부분 수행을 깊게 하는 수행자들한테 나타나는 전형적인 현상이다. 마음을 내려놓고 편안해지면 몸이 극도로 이완되어 이러한 경험들을 한다.

몸이 이완되면 깊은 들숨이 이어지고 그러면서 호흡을 차단하고 숨을 멈춘다. 이 상태가 한동안 계속 유지된다. 이런 몽롱한 상태에서 인체에 어떤 일이 벌어지는지 한번 체크해 본 적이 있는가?

혈액의 경로를 보면 심장에서 나가 온몸을 돌고 다시 심장을 거쳐 폐로 흘러간다. 폐에서 다시 신선한 산소로 기체 교환해서 심장으로 흘러 들어온다. 혈관과 심장에는 피가 한 방향으로만 흐르고 거꾸로는 들어오지 못하도록 막아 주는 판막이 있다. 중요한 부위마다 판막이 있어서 혈액이 동맥을 타고 흘러 나갔다가 다시는 뒤로 돌아오지 못하도록 하는 역할을 한다.

산소는 코로 들어가서 기도를 거쳐 폐에서 기체 교환을 하고 혈관으로 흡수되어 온몸에 에너지를 공급한다. 이때 들숨을 하면 커졌다가 날숨 때 쭈그러드는 폐를 둘러싸고 있는 것이 갈비뼈이다. 갈비뼈를 벌려 주면 폐가 커져 들숨이 되고, 갈비뼈를 좁혀 주면 폐가 줄어들어 날숨이 된다.

우리의 인체 세포는 약 60조에서 70~80조 개로 구성돼 있다. 세포가 먹고사는 에너지가 바로 입으로 들어가는 포도당과 코로 들어가는 산소이다. 산소가 충분히 들어가려면 폐가 날숨과 들숨의 리듬을 규칙적으로 유지해야 한다. 그래야 인체가 안정감을 가지고 원활하게 시스템이 작동된다.

화두를 잡고 몰입을 하느라 1분, 2분 계속 숨을 차단하면 갈비뼈는 점점 쪼그라들어 함몰되어 버린다. 비단 화두 참선만이 아니라 염불 수행도 마찬가지다. 계속 이어지는 염불로 호흡에 균형이 깨진다. 수행을 통해 원래의 본신을 찾는 것이 목적인데, 결국은 몸을 더욱 찌그러트리는 결과로 나타나는 것이다.

호흡을 인위적으로 길게 하거나 짧게 하여 균형이 깨지면 하복부나 단전에 힘이 들어간다. 가슴에도 힘이 들어가 인체는 전반적으로 경직되어 버린다. 하루도 빠지지 않고 365일 동안 계속해서 이런 수행을 하면 호흡과 관련된 갈비뼈 근육이 수축되어 굳어 버린다.

몸통이 경직되어 줄어 있는 몸인데, 화두를 잡고 몰입하거나 주문을 외우느라고 계속 날숨을 하면 수행 전보다 몸이 더욱 안 좋아진다. 더욱 위험한 것은 복직근, 복사근, 배 속 깊은 근막들이 함께 경직된다는 점이다. 복부가 경직으로 뭉쳐 있으면 들숨을 하려고 해도 제대로 이루어지지 않는다.

한두 달간의 수행으로 나쁜 증상이 나타나지는 않지만, 몇 년을 두고 끊임없이 도를 얻겠다고, 부처 되겠다고, 마음자리를 얻겠다고 수행을 한 수행자라면 복부가 경직되고 만다. 숨이 들어오면 예외 없이 압력이 높아진다. 심장에 있는 피들이 복부 쪽으로 내려가지 못하고 머리 쪽으로 올라가 상기병에 걸리는 것이다. 이런 수행자는 인위적인 호흡을 해서 전신이 염증에 노출되어 굳어 버린다. 몸과 마음이 수행을 하면서도 놓아지지를 않는다. 인체는 염증이 있으면 이완되지 않기 때문이다. 결국 이런 상태에서 의식을 놓아 버리면 몸은 점점 병들어 결국 요절하게 된다.

🪷 단전 호흡

단전 호흡 초기에는 복부가 이완되며 호흡이 깊어지고, 마음이 편안해지며, 황홀한 맛도 느낀다. 계속 몰입해 들어가면 어느 순간 몽롱해지며 삼매에 든 것처럼 모든 생각이 놓아진다. 그러나 복부의 호흡 신경이 이완되지 않은 상태에서 의식을 두어 계속 호흡을 밀어붙이면 오히려 복부의 경직을 더 가속화시킨다. 호흡을 위해서는 복부 면적이 넓어야 한다. 잘못된 자세나 의식 등으로 호흡 면적으로 활용해야 하는 복부가 경직되는 것이다. 복부가 경직되면 횡격막을 이용하는 복식 호흡은 불가능해진다.

원래 인간은 호흡 시 복부 전체를 사용했지만, 잘못된 정보가 들어오고 몸이 경직되면서 가슴으로만 호흡하게 되었다. 복부를 먼저 풀어 주지 않고 인위적으로 호흡을 밀어붙이면 인체는 더욱 경직될 뿐이다. 복부가 쪼여 오면 가슴의 근막과 근육을 잡아당겨 흉부가 경직된다. 흉부가 경직되면 쇄골을 잡아당겨 안쪽으로 활처럼 휘게 된다. 그러면 흉쇄유돌근을 잡아당기게 되어 호흡 신경은 점점 차단되고, 어깨로 이어지는 신경도 차단되어 점점 염증이 발생해 고통받는다.

복부가 경직될수록 하체로 내려가는 복부 대동맥을 압박한다. 혈액의 흐름이 차단되고, 차단된 혈액은 머리로 몰려 상기증을 유발한다. 머리에 정체되는 혈액은 점점 염증으로 치닫는다. 정체되었던 혈액이 다시 몸 전체로 순환되면 인체는 염증에 노출되어 병들어 간다. 마침내는 고통스러운 죽음을 맞이할 수밖에 없다.

단전이 열리면 도를 얻는다고 한다. 단전을 연다는 것은 배꼽을 중심으로 단단하던 복부가 풀리고 호흡 신경이 살아난다는 뜻이다. 배꼽 주변이 풀리면 회음부까지 복부의 면적이 넓어지고, 간 기능이 살아난다. 압력이 떨어져 호흡이 깊이 들어오면서 굳은 신경들이 풀리고 살아난다.

경추 디스크는 배가 경직되어 목까지 잡아당기기 때문에 오는 현상이다. 목 부위가 경직되면 아래로 내려가는 신경은 모두 차단된다. 올바른 호흡을 하기 위해서는 몸 전체를 살려 주어야 하는 것이다.

삼무정신

명상, 결가부좌 수행

✿ 명상

명상을 통해 고요히 생각과 의식을 내려놓으면 몸은 자동으로 이완되면서 깊은 호흡을 하게 되고 몸은 건강해진다. 하지만 대부분의 사람들은 명상이 어떻게 몸에 이로움을 주는지에 대한 과학적인 논증이 미흡해서 잘못된 명상을 한다. 현시대의 수행자들 역시 명상을 통해서 건강해지는 원인을 알지 못한 채 명상을 하고 있다.

명상을 통해 생각을 내려놓으면 호흡이 깊어져 인체에 걸리는 부하가 사라진다. 호흡할 때 나오는 에너지 부산물인 젖산이 줄고, 몸이 이완된다. 간과 신장의 기능이 회복되면서 에너지 부산물을 처리하는 기능이 좋아져 몸이 건강을 찾는다.

명상을 하는 목적은 번잡하게 일어나는 의식을 내려놓아 육체적, 정신적 건강을 찾는 것이다. 번뇌와 망상을 내려놓아 몸과 마음의 건강을 회복하는 것이 명상을 하는 의미이다. 명상을 통해 몸과 마음을 벗어나 밖으로부터 무언가를 얻으려고 해서는 안 된다. 형이상의 세계에서 무언가를 얻으려고 하면 자신의 몸과 마음을 피폐하게 만든다. 명상으로 몸이 건강해지는 원리는 물론, 몸과 마음의 원리도 알아야 한계에 부딪혔을 때 헤쳐 나갈 수 있다.

고요히 앉아서 한 곳에 집중해 마음을 내려야 한다. 어디에 집중하고, 어디를 관하며, 어디에 의념을 두는가에 따라 몸과 마음의 반응이 달라진다. 집중하는 부위나 관하는 지점은 수행 단체마다 전부 다르다. 어느 곳은 인당, 어느 곳은 단전, 어느 곳은 명치에 의념을 둔다. 어디에 의념을 두느냐에 따라 인체의 반응은 각각 다르게 나타난다.

무슨 수행이든, 어떤 수행법이든 수행이 깊어지면 몸에 이상 증세가 나타난다. 호르몬 불균형이나 호흡 차단, 혈액 순환 장애와 같은 고비가 생긴다. 고비는 수행력이 깊어지기 때문에 벌어지는 현상이어서 일종의 성장통이다. 수행을 통한 인체의 좋고 나쁜 반응을 알지 못한다면 매번 난관에 부딪힐 때마다 포기할 수밖에 없다.

수행 초기에는 에너지가 돌고 생체 리듬이 좋아져서 계속 파고든다. 깊이 들어가 수행력이 자라면서 부딪히는 난관을 뚫지 못하면 수행은 퇴보하고 몸은 병을 얻는다. 우리나라뿐 아니라 세계적으로 수많은 명상 기법들이 있지만, 모두 초기에는 좋은 효과를 보다가 몰아칠 때 인체에 해를 입는 것이 지금의 명상이다. 그런데도 인체의 원리를 냉확하게 알아 문제를 해결하고 바르게 이끌어 주는 밝은 지도자가 없다. 깨달음을 얻어 몸과 마음을 꿰뚫은 자가 없다는 것이다.

잠시 명상을 통해 마음의 평화를 얻어 몸의 기능을 회복하는 것은 바람직하나, 깨달음까지 가겠다는 자신감은 오만이고 자만이다. 수행으로 호흡이 깊어지면 이완된 것 같다가도 인장력으로 몸은 다시 수축되어 버린다. 이때 올바로 대응하지 못하면 몸이 고통을 받는다. 호흡 원리나 호흡 분포도, 호르몬까지 인체를 꿰뚫지 못하면 많은 부작용을 낳는다. 어떤 수행이든 몰아치면 극한 체험을 하게 된다.

🪷 결가부좌 수행

몸의 이완이 목적이 아닌 잘못된 좌선은 도구(=몸)를 병들게 한다. 오히려 수행을 퇴보시키는 지름길이라는 사실을 먼저 알아야 한다. 좌선을 열 시간을 하든, 백 시간을 하든 상관없지만, 몸이 경직된 상태에서 버티는 좌선은 좋지 않다. 도道하고는 전혀 관련이 없으며, 몸을 망치는 결과를 초래한다는 점을 명심해야 한다.

어떤 수행자를 막론하고 초기에는 좌선을 하거나, 결가부좌를 하거나, 반가부좌를 하거나, 책상다리를 하거나, 또는 어떤 자세를 취하더라도 다리 저림은 피할 수 없는 현상이다. 다만 사람에 따라, 수행자에 따라 나타나는 강도는 각기 다르다. 수행자가 어떻게 살아왔느냐, 습을 어떻게 들였느냐에 따라 다르다. 몸이 굳어 있느냐, 이완돼 있느냐 등 몸 상태에 따라서도 나타나는 강도가 각기 달라서 규정지어 이야기할 수는 없다.

다리 저림 현상은 피가 잘 통하지 않거나, 신경이 눌려 압박을 받아서 나타나는 현상이다. 다리 저림이 온다고 해서 참지 못하고 금방 다리를 풀어 버리면 점점 통증의 강도는 강해진다. 다리가 저리고 아파 오는 현상은 머리에서 느끼지, 다리에서 느끼는 것이 아니다.

발가락을 자르면 발가락에서 신경을 전달받아 뇌가 통증을 느낀다. 연결된 신경만 차단되면 통증을 느끼지 않는다. 마취를 하는 원리는 해당 부위에 감각을 전달하는 신경을 일시적으로 차단하는 것이다. 머리에서 통증을 느끼지 못하도록 하는 조치가 마취제이다.

다리 저림도 초기에 조금 아프다고 바로 풀어 버리면 다음 날 더 큰 통증이 온다. 처음 통증을 느낄 때 참아 주면 점차적으로 완화되면서 모든 다리가 이완되고, 통증을 느끼는 뇌로부터 항복을 받을 수 있다.

수행에 들어가기에 앞서 먼저 하체를 항복받지 못하면 갈 길은 요원하다. 골반이 빗나가 있거나 하체가 잘못 비틀어져 있으면 조심해서 좌선에 임해야 한다. 앉아서 치골부터 배꼽까지의 길이를 측정해 한 뼘 이상이 되어야 한다. 잘못된 자세로 골반의 중심축이 앞으로 쏠리면 복부의 내복사근이나 장요근, 빗장근이 골반을 전체적으로 잡아당긴다. 치골과 배꼽 사이는 자연적으로 좁아진다. 그러면 하복부, 즉 단전이 함몰되고 신경이 차단되는 원인이 된다.

신경을 다칠 수도 있어서 자신의 체형을 유심히 잘 관찰하여야 한다. 신경이 빗나가지 않는 상태에서 수행을 시작한다. 반드시 엉덩이에 방석을 높이 고여 장기의 자리를 잡아 주고, 골격을 바로 잡아 안정적으로 척추를 바르게 세운다. 호흡의 통이 되는 몸통을 어디 하나 함몰되지 않게 자세를 바르게 해야 한다. 특히 인체를 잘 살펴 틀어진 쪽의 다리를 위로 올려 균형을 맞춰 주어야 한다.

척추가 바로 잡혀 횡격막이 이완되고 호흡 신경이 살아나면 잠시 황홀한 맛을 본다. 이것은 잠시 맛보기에 불과하다. 수행 기간이 오래될수록, 수행 강도가 강해질수록 단전부터 굳어진다. 호흡과 관련된 모든 신경이 굳고 복부가 경직되어 복부 대동맥을 차단하는 결과를 가져온다. 그로 인해 혈액 순환에 장애가 오면 상기병에 걸리고, 염증에 노출되어 뇌 신경을 다친다. 이완 호르몬이 아닌 스트레스 호르몬만 분비되어 몸과 마음은 번뇌와 망상으로 들끓는다. 수행상, 법상만 높아져 결국은 자신의 자유를 저당 잡히고 만다.

결가부좌는 몸을 이완시키기 위한 수단이다. 결가부좌 자체가 중요한 것이 아니다. 결가부좌는 몸이 완전히 이완된 상태에서 행해야 한다. 인체는 잘못된 쪽으로 조복을 받으면 비대칭으로 틀어진 채 그대로 자리를 잡아 간다. 오랜 시간의 잘못된 수행으로 틀어진 몸을 바로잡으려면 몸이 틀어지게 한 잘못된 기간만큼 다시 거꾸로 수행을 되돌려야 하는 고통을 감내해야만 한다.

삼무정신

사경 수행, 염불 수행, 절 수행

🪷 사경 수행

어느 한 곳으로 집중을 하면 호흡을 차단하는 사람들이 많다. 거의 대부분의 사람들이 무엇인가에 몰입하면서 숨을 참거나, 길게 하거나, 끊거나 한다. 자연적인 호흡에서 인위적인 호흡으로 변하는데, 이때 의식이 들어가면 호흡 근육이나 호흡 신경이 반응하도록 습이 들게 된다. 더구나 사경을 하면서 숨뇌가 있는 옥침 부위가 경직되는 자세를 취한다. 컴퓨터를 하거나 스마트폰을 사용하면서도 동일한 자세를 취한다. 인체는 잘못된 자세로 오랫동안 방치되면 치명적인 병에 노출된다.

인체의 전신은 신경 네트워크로 연결되고 근막으로 덮여 있다. 어느 한 곳만 탈이 나도 연쇄적으로 무너진다. 한쪽 콧구멍이 막혀도 전체가 비대칭으로 함몰되어 간다. 사경은 마음을 비우고 평화를 얻고자 하는 수행이다. 그런데도 인체를 전혀 몰라 중요한 신경의 밀집 지역인 목이 차단되는 자세와 명치나 하복부, 단전이 차단되는 자세로 사경을 한다. 마음을 내리려다 오히려 번뇌와 망상으로 치닫는 것이다.

어떤 수행을 하더라도 목적은 이완이어야 한다. 굳은 몸과 마음을 내려놓고 차단되었던 인체 시스템의 모든 기능들을 되돌려야 한다. 몸을 회복해야만 본신을 찾아 본성을 볼 수 있다. 깨달음은 밖이 아니라 자신 안에, 자신의 몸 안에 있다. 모두 몸과 마음으로 하는 수행이다. 몸과 마음에 대한 원리를 꿰뚫지 못하면 절대 도道는 없다.

🪷 염불 수행

염불이란 부처님의 명호를 염하면서 부처님께서 가르쳐 주신 깨달음을 상기하고, 몸과 마음을 내려놓아 이완하는 수행이다. 염불도 이완이 목적이다. 염불을 해보면 어떤 대목, 어떤 염불, 어떤 자세, 어떤 호흡 조절에서 몸이 이완되는지, 아니면 숨이 가쁘고 경직되는지 하는 원리를 알 수 있다. 〈능엄주〉를 외워도 마찬가지이다.

석가모니 부처님께서는 깨달음으로 무심을 이루어 평화롭게 살다 가셨다. 부처님을 떠올리며 염불을 하면서 이완이 되면 호흡이 깊어지고 편안하여 황홀한 맛을 보기도 한다. 어떤 수행을 하더라도 초기에는 이런 경험을 한다. 인체를 모르고서는 수행이 깊어질수록 경직된 몸에 대해 대처할 수가 없다.

수행과 인체의 반응을 잘 간파해서 과학적으로 체계를 세워 수행해야 한다. 본신을 찾으려면 자신의 몸을 알아야 한다. 부처가 되는 길에는 딱 정해진 코스가 없다. 염불, 독경, 좌선, 명상, 행선, 두타행 등 어떤 수행을 하든 깨달음에는 정해짐이 없다. 수행 방법에 상관없이 누구든 부처가 될 수 있다.

몸을 먼저 이완시켜 주고 나면 마음도, 번뇌도 서서히 사라진다. 성명쌍수, 즉 몸과 마음을 동시에 닦아 가는 수행 기법을 사용해야 한다. 염불을 하면서 호흡을 멈추거나, 길게 하거나, 짧게 하거나 하지 않도록 항시 주의를 요한다. 시간이나 횟수는 중요하지 않다. 몸과 마음을 얼마나 평화롭게 비워 이완하는가로 수행의 방향을 잡아야 한다.

🪷 절 수행

한꺼번에 많은 양의 절 수행을 하면 인체의 순환 리듬이 깨진다. 어떤 수행을 하든 몸으로 하는 수행이다. 한쪽으로 치우쳐서 오랫동안 하다 보면 호흡이 변하면서 반드시 자율 신경에 치명적인 손상이 온다. 절을 오랫동안 무리하게 하면 몸에 부하가 걸린다. 1,000배, 3,000

배, 5,000배처럼 절을 많이 한다고 좋은 것은 아니다. 절을 하면서 마음을 비우고, 하심을 통해 몸과 마음의 이완을 목적으로 해야 한다.

횟수에 연연해서 절을 무리하게 하면 호흡도 흐트러지고, 복부에 가스도 찬다. 한 달이나 두 달 동안 하루에 두세 시간씩 계속 절을 하면 호흡이 깊어지면서 배에 가스가 찬다. 폐 근육과 자율 신경을 건드렸다는 의미이다. 절도 적당한 시기, 적당한 호흡, 자신의 몸에 맞는 각도와 자세를 잘 잡아야 수행 효과가 더욱 높다는 점을 명심해야 한다.

절을 하지 말라는 말이 아니다. 호흡의 길이와 절하는 속도를 맞춰 자신의 수행 방향을 잡아야 한다. 경기하듯이 절을 빨리하면 호흡도 빨라지고 경직이 되어 수행에 아무런 효과가 나타나지 않는다. 자신의 호흡수가 날숨, 들숨을 포함해서 10초라면 한 번에 절하는 속도도 10초에 맞춰 주어야 한다. 엎드리며 10초 날숨, 일어서며 10초 들숨으로 맞추어 호흡을 조정해 수행하면 하루 종일 절 수련을 해도 지치지 않는다.

호흡은 천천히 들어오고 천천히 나가야 한다. 호흡은 길면 길수록 좋지만, 무리하게 길게 하면 부작용이 생긴다. 사람에 따라 강약은 다르지만, 수행하는 과정에서 누구를 막론하고 반드시 나타나는 반응이 있다. 몸이 얼마나 경직되었는가에 따라 나타나는 반응이 다르며, 고통의 시간도 달라진다. 이런 반응은 몸이 이완되고 호흡이 조금씩 깊어지는 시기에 나타난다.

호흡이 깊어지면 그동안 사용하지 않았던 폐가 살아나면서 커지기 시작한다. 폐가 충분히 크기 위해서는 굳었던 갈비뼈와 횡격막이 풀려야 한다. 그렇지 못하면 심한 압력을 받는다. 흉부와 횡격막이 이완되지 못한 상태에서 호흡이 깊어지면, 폐가 확장되면서 어깨와 등줄기를 비롯한 모든 신경을 압박한다. 몸이 많이 경직된 수행자일수록 심한 고통을 느낀다. 고통이 심하다 보면 자신이 하는 수행이 잘못되었나 하고 의구심을 갖는다.

폐가 압력을 받으면 콧구멍은 물론 부비동의 신경도 예민해진다. 평소 비염이 있는 수행자는 수련을 중단하기도 한다. 수행에 들어가기 전에 반드시 비염을 치료해야 하는 이유이다.

이 시기에 나타나는 또 다른 반응은 장에 가스가 차는 현상이다. 몸이 이완되고 호흡이 깊어지면 횡격막이 위장과 대장을 밑으로 밀어낸다. 이때 필연적으로 복식 호흡에 어려움이 생긴다. 또다시 호흡 메커니즘이 자극을 받으면 인체는 스트레스를 받아 노르아드레날린이라는 스트레스 호르몬을 분비한다. 인체가 스트레스를 받으면 위장과 대장 기능이 저하되어 가스를 배출하지 못한다. 위와 장에 가스가 가득 차면 복식 호흡에 더욱 어려움이 생기겠지만, 수행은 상당히 진전된 상태임을 잊지 마라. 그렇다고 무리하게 힘을 가하면 큰 부작용이 나타나니 조심해야 한다.

장에 가스가 가득 찬 상태를 오래 두면 다른 합병증이 발생할 수 있다. 가급적 빨리 가스를 제거해야 한다. 일단 가스가 차면 호흡을 강하게 밀지 말고 자연 호흡으로 돌리고, 등산을 하거나 와선을 하여 몸을 이완시켜야 한다.

많은 수행자들이 수행에 실패하는 가장 큰 이유가 가스이다. 장에 가스가 가득 찬 상태에서 계속 수행하면 인체는 강한 스트레스를 받아 모든 민무늬 근육이 경직된다. 민무늬 근육 중에서 세기관지 근육이 굳어 버리면 치명적이다. 폐가 축소되어 산소가 부족하지만 아무리 크게 들이켜도 숨이 들어오지 않아 가슴이 터질 듯 답답함을 느끼게 된다.

이런 현상들이 나타나면 너무 민감하게 반응하지 말고 의연하게 대처해야 한다. 이완만이 해결책이라는 점을 기억하고 모든 방법을 동원하여 몸과 마음을 편안하게 해야 한다. 절을 할 때도 항상 호흡의 균형을 유지하고, 절대 무리하지 말아야 한다. 어떤 수행이든 목적은 이완이기 때문이다.

제6장

【 몸과 의식을 이용하는 혹세무민 】

기 치료, 부흥 성회와 심령 치료

우리나라는 물론 세계적으로 기 치료를 하거나 빙의에 걸린 사람을 치료했다는 사례가 종종 있다. 목사나 종교적 지도자로부터 안수 치료를 받고 병이 나았다는 사례도 있다. 현대 의학으로도 찾아내지 못하고 고치지 못하는 병을 기 치료나 퇴마, 성령 등으로 고쳤다고 한다. 당연히 자신에게 큰 신통력이 있다고 자만하지 않을 수 없다.

대부분의 엉터리 치료사들이 병이 치료되는 원리를 알지도 못하면서 자신에게 신통력이라도 있는 듯이 사람들을 현혹한다. 여기서

기 치료, 빙의, 성령 치료 등의 원리를 밝히고자 한다. 사람들에게 상처를 주고 재물을 강탈하는 등 엉터리 치료사들의 혹세무민을 방지하고자 함이다. 원리를 알든 모르든 병마로부터 사람들을 구제하는 분들에게 책임을 묻고자 함이 아니라는 점을 우선 밝힌다.

🪷 기 치료

아무리 과학과 의학이 발전하고 문화와 문명이 발달했다고 해도 아직 의학으로 고칠 수 없는 병이 70% 정도라고 한다. 기 치료를 받기 전에 곳곳을 방황하면서 재산을 탕진하고도 병명조차 알 수 없는 희귀병에 걸린 사람으로서는 지푸라기라도 잡고 싶은 심정일 것이다.

대부분의 기 치료사들은 병을 치료한다면서도 어떻게 무슨 원리로 나았는지를 모른다. 코끼리 뒷발로 개구리를 잡은 격이라고나 할까? 그런데도 병은 낫는다. 직접 고통을 겪은 환자 입장에서는 믿지 않을 수가 없다. 도대체 병이 낫는 원리는 어디에 있을까? 정말 기 치료사들에게 신통력이 있을까?

기공사는 자신의 몸에서 생성된 기로 상대를 치료한다고 착각하며 기 치료를 한다. 기 치료는 기공사가 아니라 환자 스스로가 치료하는 것이다. 다시 말해 기 치료는 환자 스스로 몸에 기를 생성하도록 도와주는 역할을 할 뿐이다. 기가 외부에서 들어온다거나, 누가 준다는 생각은 착각이다. 설사 외부의 기가 들어온다고 해도 환자 자신이 마음을 열지 않으면 결코 얻지 못한다. 환자의 마음을 열어서 기가 스스로 유발되어 치유가 일어나도록 하는 것이 기 치료의 원리이자 핵인 것이다.

외부에서 어떤 능력이나 기운이 온다는 생각은 모두 착각이다. 더 이상 현혹되지 말고 스스로 몸과 마음을 닦아 병을 몰아내야 한다. 자신의 진기眞氣가 움직이도록 정진해야 한다. 이제는 밖에서 구하지 말고 오로지 자신 몸과 마음을 살펴 과학적으로 수행해 나가야 한다.

🪷 부흥 성회와 심령 치료

성령 치료를 받고자 하는 사람들은 병이 깊을 대로 깊어 있다. 그분들의 병을 유심히 관찰하면 하나같이 몸과 마음이 굳어 있다. 몸이 경직되어 숨조차 편하게 쉴 수 없는 상태이다. 등줄기를 비롯해서 상체의 모든 근육들은 호흡 근육과 관련되어 있고, 많은 신경들이 분포되어 있다. 오랜 세월 몸이 굳어지면서 호흡 근육들도 점점 굳어진다.

생명을 유지하는 최소한의 산소까지 들어오지 못하면 인체는 산소를 확보하기 위해 심호흡을 한다. 그래도 굳어 버린 가슴뼈와 근육 때문에 숨을 크게 들이키지 못한다. 들숨이 시원하게 들어오지 않으면 가슴은 말로 표현할 수 없을 답답함을 느낀다.

상태를 방치하면 세포는 점점 병들고 변형되어 암세포가 된다. 뇌세포에도 염증이 생겨 귀에서 소리가 들리고, 시각 신경이 손상을 입어 눈을 뜬 상태에서도 물체가 안 보인다. 가슴은 터질 듯 답답하고, 등줄기와 어깨의 통증을 늘 안고 산다.

이런 환자들에게는 어떠한 약물도 효과가 없다. 가장 효과적인 방법은 몸과 마음을 이완시키는 것이다. 굳을 대로 굳어 버린 몸을 이완시키기 위해 스스로 한계를 벗어나기란 불가능하다. 이때 필요한 것이 심리를 이용한 몸과 마음의 이완이다. 환자는 이 병원, 저 병원 돌아다니면서 치료를 했지만, 병명조차 알지 못한 상태다. 무엇보다 자신을 고칠 사람은 신통력을 지닌 분이라는 것을 굳게 믿는다.

강한 믿음을 가진 환자에게 기 치료나 성령 치료, 퇴마 행위를 하면 환자들은 자신의 믿음에 비례하여 마음과 몸을 최대한 이완한다. 굳어 있는 몸을 이완시키려면 먼저 마음이 평온해져야 한다. 마음이 평온해지면 굳었던 몸이 이완된다. 몸이 이완되면 호흡이 깊게 들어온다. 호흡이 깊게 들어오면서 그동안 답답했던 가슴 응어리가 풀리고 눈물이 폭포처럼 쏟아진다. 어떤 환자들은 깊은 잠을 자기도 한다.

신통력 같은 과정을 체험한 환자에게는 기 치료사, 퇴마사, 성령 치료사가 신적인 존재일 것이다. 결국 기 치료는 자신의 마음 작용이다. 최고의 명의는 심의心醫, 즉 마음으로 병을 고치는 의사라고 하지 않는가.

사람의 마음은 과학과 의학으로 밝혀내지 못한다. 마음을 움직이지 아니하고는 몸을 움직일 수 없는 부분이 있다. 현대 의학은 이를 알지 못한다. 인체는 근막으로 뒤덮여 마치 그물망처럼 연결되어 있다. 빗장근은 마음을 조금만 일으켜도 경직된다. 빗장근이 경직되면 모든 근막들을 끌어다 잡아당긴다. 이때 인체의 제일 약한 세포가 있는 곳에 질병이 생긴다.

설교를 듣는 동안 병이 낫기도 한다. 설교를 하는 목소리의 파장을 통해 환자 스스로가 환희심을 일으키며 이완이 된다. 굳어 죽어 있던 신경이 살아나고 막힌 곳이 소통되면서 세포들이 살아나 병이 낫는다. 예수가 앉은뱅이를 일으킨 원리도 이와 같다. 환자의 믿음을 증폭해 환희심을 이끌어 내서 스스로 굳은 몸을 풀어 병을 낫게 하는 방법이 부흥 성회나 심령 치료인 것이다.

머리에 손만 닿아도 병이 낫는 목사나 종교 지도자는 정말 성령을 지니고 있을까? 귀신이 있을까, 없을까? 궁금할 것이다. 귀신이 있다고 증명할 과학적인 근거를 지니고 있지 않아 보여 주지 못한다. 또한 귀신이 없다는 과학적 증명도 보여 줄 수가 없다.

무속 신앙, 명상 수련

🪷 무속 신앙

정맥은 막혀 있고 동맥은 압력으로 부하가 차 있으면 머리의 혈액은 정체되어 두통에 시달린다. 혈액이 정체되면 활성산소가 발생하고 염증을 일으켜 뇌의 기능들이 떨어진다. 뇌에 염증이 심한 사람은 꿈을 많이 꾼다. 염증 때문에 뇌세포들이 보내는 반란이다. 어쩌다 자면서 동작이 잘못되어 장기 위치가 달라지거나 호흡이 잘못되어도 뇌는 압력을 받는다. 뇌는 압력이 조금만 걸려도 이상 반응을 보일 만큼 민감한 장기다.

염증으로 뇌 기능에 문제가 생기면 창작성이 뛰어난 뇌세포들이 정보를 가지고 여러 작업을 한다. 영화를 보거나, 책을 읽거나 하며 여러 가지 통로로 저장된 정보를 이용해 뇌는 새로운 창작을 한다. 모래알만 한 것도 호박만큼 키워서 그림을 그리고, 스스로 이상한 형태도 만들어 낸다. 뇌의 기능을 잘 파악한다면 얼마든지 예술로 승화시킬 수 있다.

꼬리뼈 끝에서 척추를 타고 올라가는 신경이 중추 신경이다. 중추 신경 중 중점적으로 봐야 될 곳이 연수라는 기관이다. 연수는 호흡하는 신경으로 '숨뇌'라고도 한다. 연수에서 신경이 출발해 내려와 가슴으로 넓게 퍼져 연결되어 있다.

만약 단전이 죽으면 일차적으로 하복부가 굳는다. 갈비뼈와 대퇴골이라는 뼈와 뼈 사이의 공간으로 허리를 구부리도록 되어 있는 곳이 경직된다. 대부분 그 지점을 따라 앞으로 선을 그으면 정확하게 배꼽에 와서 닿는다.

다시 배꼽을 중심으로 반대로 선을 그으면 척추 옆구리와 닿는다. 꾹 눌러 보면 통증을 느끼는 사람이 대부분인데, 심한 사람은 '아야!' 소리칠 정도로 심한 통증을 느끼는 곳이다. 이곳의 신경이 다발로 차단되어 있다. 복부 근육이 뭉치면서 신경이 차단되어 일차적으로 단전이 막힌다.

두 번째로 많이 막히는 곳이 경추와 흉추가 만나는 대추혈이다. 대추혈 부위를 이완시키라고 강조하는 이유가 있다. 단전이 뭉치면 갈비뼈를 밑으로 잡아당긴다. 갈비뼈를 자꾸 잡아당기면 마지막에 쇄골까지 밑으로 잡아당긴다. 심한 사람은 어깨가 활처럼 휘어진다. 대추혈 부위는 호흡 신경과 단전 신경만 지나가는 곳이 아니다. 모든 오장육부의 신경이 지나가는 곳이다. 쇄골이 함몰되면 대추혈도 함께 뭉치면서 함몰된다. 인체의 모든 장기의 기능들이 떨어지는 원인이다.

이런 원리로 몸이 경직되어 뇌와 연결된 신경이 차단되면 뇌는 고통을 받아 여러 가지 현상을 만들어 낸다. 대표적인 사례가 조상에 대한 현몽이나 신이 보인다고 하는 무속인이다. 우리 전통 문화 중 하나인 굿은 원시 종합 예술이라고도 한다. 얼마든지 자유롭게 인간을 위해 기여하기도 하는 민속 신앙이다. 힘들고 어려운 사람들의 애환을 달래고 용기를 주는 면도 많다.

우선은 무엇을 하든 자신의 몸부터 건강하게 만들어 자신도 이롭고 남도 이롭게 하는 조화로운 삶을 살아야 한다. 법계는 스스로 뿌린 씨앗을 스스로 거둔다. 건강한 몸과 마음으로 무슨 씨앗을 뿌리는지 정확히 알아 성숙한 삶을 살아야 할 것이다.

🪷 명상 수련

고요히 앉아 수행하는 명상만이 중요한 것이 아니다. 왜 그럴까? 고요히 앉아서 호흡하며 단전을 관하든, 심장을 관하든, 발바닥을 관하든, 다른 어떤 곳을 관하든 무엇을 위해 관을 하는가를 먼저 깊이 사유해야 한다.

오랫동안 앉아서 한 곳을 집중적으로 관하면 몸에서 불량 반응이 일어난다. 고요하게 앉아서 30~40분쯤 지나가면 자연스럽게 몸은 이완이 되고 호흡은 깊어진다. 깊어지는 호흡을 그대로 방치한 채 계속해서 두 달 내지 늦어도 6개월 동안 수행을 하면 자율 신경과 호흡 신경을 건드리게 된다. 그러면 지금까지 수행했던 모든 수행의 노고가 수포로 돌아간다. 결국 상기증이 일어나는 원인이 되어 버린다.

수행을 하려는 수행자들이 먼저 해야 할 일은 몸을 이완시키는 작업이다. 몸을 이완시키는 작업 중에 가장 좋은 자세가 있다. 방석을 반으로 접어 등에 고이거나 베개를 명치 뒤에 고이고 중추 신경계를 우선 이완시킨다. 양쪽 다리는 큰대자로 뻗는다. 그냥 힘만 뺀다고 이완이 되지는 않는다. 마음까지 모두 내려놓아야 한다. 피부, 근막, 근육, 골격과 골수, 신경들까지 전부 이완이 되어야 한다.

마음자리를 보려면 원래의 몸으로 돌아가야 한다. 온몸의 세포 하나까지도 아기 때로 돌아가야 한다. 아기 때의 순수 의식으로 돌아가야 하고, 몸에 힘이 들어가지 않아야 한다. 온몸 구석에 들어간 힘을 완전한 이완으로 풀어야 하는 것이다. 명상을 하는 이유도 모두가 이완을 통해 원래의 몸으로 돌아가기 위한 작업임을 명심해야 한다.

최면 치료, 플라세보 효과

🌸 최면 치료

최면 요법이란 최면술사가 환자의 의식을 움직여서 몸을 이완시키도록 하는 방법이다. 실질적인 이완으로 차단된 신경을 원래대로 살려 놓으려면 깊은 마음으로 들어가 내면의 성찰을 통해 의식을 내려놓아야 가능하다.

환자는 스스로 의식을 놓을 만큼 뇌의 신경 체계가 건강하지 못하다. 몸을 경직시키는 강한 의식을 스스로 놓을 수가 없는 것이다.

최면술사가 경직이 심한 환자 내면의 생각을 읽어 가면서 이완을 유도한다. 환자 자신이 경직을 일으키는 강한 의식을 놓도록 이끌어 주는 식이다.

최면술사는 환자가 사신의 내번을 보노톡 유노한다. 내면에서 잡고 있는 의식의 실마리를 포착하여 환자가 문제를 바로 보게 한다. 환자가 문제를 해결하도록 이끌어 주는 것이다. 예를 들어, '무엇이 보입니까? 돌아가신 아버지가 보이지요?' 하면서 환자에게 의식을 놓도록 임의의 상황을 만든다. 이때 경추가 이완되면서 소통이 된다. 시각 신경이 자극되면 최면술사의 유도대로 환자 자신의 뇌가 유사한 상황을 만든다. 환자는 뇌와 시각 신경이 만들어 내는 상황을 보는 것이다.

만약 최면술사에 의해 사람의 의식이 놓아진다면 깨달음의 세계보다 최면의 세계가 위에 있게 된다. 이것은 자연의 이치를 벗어난다. 최면술사를 찾는 사람이라면 온 신경이 굳었음이 짐작된다. 이런 사람들은 머리까지 병이 든 상태다. 건강한 사람에 비해 최면술사가 의도하는 대로 쉽게 몰입하여 경직된 몸이 이완될 뿐이다. 최면술사의 의도대로 몰입하면 환자를 경직시켰던 의식을 찾아 정보를 수정한다. 그러면 강하게 잡고 있던 의식을 놓아 몸의 경직을 풀게 하여 이완시키는 것이다.

환자가 한쪽으로 강력하게 몰입하게 유도해 주면 몸이 극도로 이완된다. 환자 스스로는 몰입하지 못해 의식을 놓지 못한다. 최면술사가 도와주면 환자는 이끄는 대로 몰입하며 의식을 놓는다. 무의식의 경계까지 이완되면서 시각 신경을 자극해서 원하는 현상을 마치 눈으로 보듯이 보게 된다. 최면술사가 유도하는 대로 시각 신경이 현상을 만들어 낸다. 몰입도가 강한 환자가 원하는 것을 뇌에서 만든다. 뇌가 건강한 사람은 최면술사에게 유도되지 않는다.

🌸 플라세보 효과

티베트의 국민들은 아프면 병원에 가기에 앞서 자신이 믿고 의지하는 수도승을 찾아가 치료를 받는 경우가 많다. 치료의 원리에는 경직된 몸을 풀어 주는 이완 요법이 들어 있다.

척추동물은 등이 땅에 닿으면 일단 이완이 된다. 정신적 권위를 인정받는 수도승 앞에 누우면 더욱 이완이 잘된다. 강한 신뢰가 아픈 이의 마음을 열어 몸속 혈액 순환을 왕성하게 한다. 세포에게도 좋은 에너지를 원활하게 공급해 준다. 굳은 몸의 근막과 근육과 신경이 풀린다. 아픈 곳의 혈액 순환이 원활해지면서 양질의 에너지를 공급해 주어 병들었던 세포가 빠르게 치료되는 원리이다. 결국 마음으로 치료하는 것이다.

상대의 얼굴만 봐도 마음이 포근해지면 치료는 더욱 극대화되는 효과를 보인다. 마치 예수가 앉은뱅이를 걷게 한 기적과 같다. 예수에 대한 신뢰를 바탕으로 앉은뱅이 스스로가 다리를 치유한 것이다. 다리를 고쳐 줄 전지전능하신 신으로 믿고 환희심에 몸을 이완시킨다. 결국 죽었던 신경이 살아나 걸을 수 있는 것이다.

환자가 치유에 대한 믿음이 없거나 치료사에 대한 신뢰가 없다면 나을 병도 치유되지 않는다. 환자를 치료하는 것은 수도승, 기 치료사, 목사, 무당, 스님이 아닌 환자 자신의 마음이기 때문이다. 이와 같은 인체의 원리를 알아 무지한 상태에서 혹세무민하는 무분별한 풍조를 바로잡을 필요가 있다.

지금은 과학의 시대이다. 손바닥도 마주쳐야 소리가 난다. 어리석은 꾀에 넘어가는 것은 어리석은 마음이 상호 작용하기 때문이다. 기는 마음의 작용이다. 마찬가지로 엄마 손이 약손이라 믿고 아이가 마음을 편안히 하고 몸에 힘을 놓으면 이완이 된다. 근육이 풀리고 혈액 순환이 살아나 아픈 곳을 치료하여 통증이 사라지는 것이다.

병든 사람이 마음을 놓으면 몸이 이완된다. 신경이 살고 혈액 순환이 이루어져 병든 세포에 에너지를 보내 주면서 순간 병이 사라지는 것이다. 근육이 풀리자 혈액 순환이 원활해져 통증이 사라진다. 이런 기적과 같은 일들을 현대 의학에서는 플라세보 효과라고 말한다.

실제로 신약이 개발되면 임상 결과를 판단하기 위해 플라세보 효과를 이용한 검사를 하게끔 되어 있다. 환자의 심리 상태에 따라 플라세보 효과는 치료를 이끌어 낸다. 사실 아무 효과도 없는 약을 먹이지만, 병을 치료해 줄 신약이라고 환자가 믿게 한다. 정말 아무 약효도 없는 알갱이를 획기적인 신약이라고 믿고 먹으면 병세가 호전되는 현상이 일어난다. 생각하는 바와 같이 몸이 반응해 주는 현상을 플라세보 효과라고 한다.

인체의 장기들 중 하나인 뇌의 조작으로 본질을 보지 못하고 눈

뜬 장님처럼 살아서는 안 된다. 현재의 과학 기술을 이용하여 몸과
마음을 꿰뚫어 알아 가며 스스로 깨달음을 구해야 한다.

건강한 몸에 건강한 정신이 자란다

삼
무
정
신

복부와 단전의 경직을 풀지 못한 사람들은 신비주의나 형이상적인 이야기에 빠질 수밖에 없다. 기가 어떻고, 신이 어떻고, 기 치료가 어떻다는 신비주의에 젖어 있는 이야기들을 사람들은 많이 듣고 싶어 한다. 빙의 치료, 퇴마, 기 치료, 심리 치료, 철학관, 사주팔자, 풍수지리, 기타 등등.

깨달음의 세계에서 가짜인 몸을 빌려 수행하는 수행자들은 누구보다도 냉철하게 자신의 몸과 마음을 과학적으로, 의학적으로, 물리적으로 꿰뚫어 알아야 한다. 눈과 귀가 어두워서는 절대 올바른 수행을 하지 못한다. 혹세무민하는 어리석은 현실에 현혹되지 말고 건강부터 회복하는 것에 전념해야 한다. 건강한 몸에 건강한 정신이 자란다.

도를 증득한 도인들은 모두가 명의다. 부처님들도 모두 명의였으며, 인간의 몸과 마음에 대해 모르는 것이 없었다. 병이 왜 생기는지, 인간은 왜 늙어 가는지, 몸과 마음은 어떤 연관성이 있는지를 꿰뚫어 보았다. 모든 문제와 해답은 자신의 몸과 마음에서 찾아야 함을 나타냈다. 깨달음의 실상도 밖이 아니라 자신 안에서 구해야 함을 알렸다. 인체를 모두 살리고 신경들을 연결하여 기능이 탁월해지면 환자들을 치료하는 능력이 생긴다. 자연스럽게 상대의 병증들이 눈에 보이면서 왜 병이 생겼는지 알게 된다.

인체는 모든 기능들을 살리면 탁월한 능력을 갖는다. 육신통이나 도통이라는 능력들은 인체의 모든 생명 순환 시스템이 원활해지면 얻어진다. 미세한 신경들이 모두 살아나 시냅스가 활성화되면 타 생명체와도 교류가 가능해진다. 그동안 경직된 몸과는 비교할 수도 없을 만큼 여러 신비한 기능들이 살아난다.

많은 사람들은 인체의 기능들이 차단된 채로 살아간다. 본신이나 본성이 그나마 조금이라도 남아 있는 사람들은 의문을 가지고 길을 찾아 헤매면서, 난무해 있는 수행 현실의 외도와 사도에 현혹되기도 한다. 무엇이든 원리를 명확하게 알아야 한다. 과학적이고 물리적으로 자신의 몸과 마음에서 찾아야 한다. 혹세무민하는 현실에 놀아나지도 말고, 혹세무민하지도 말아야 한다.

인간의 뇌는 보고 싶은 것만을 보는 기능이 있다. 눈은 다만 카메라의 렌즈와 같은 역할을 한다. 뇌가 모든 것을 판단한다. 시각 신경은 고등 척추동물의 근육이나 감각 기관을 직접 뇌와 연결시켜 주는 12쌍의 뇌 신경 중 하나이다. 말초 신경이 아닌 중추 신경계의 한 경로이다. 제2의 뇌 신경이라고 불리며, 줄여서 시신경으로도 많이 쓴다.

인간의 눈이 눈앞의 물체나 대상을 보기 위해서는 다음과 같은 과정을 거친다. 우선 빛이 안구 뒤쪽에 있는 망막의 시세포를 자극하면 시각 신경이 자극을 뇌로 전달해 보는 대상을 인지한다. 뇌가 염증에 노출되거나, 어떠한 질병이나 충격에 병들어 있으면 현실을 왜곡한다. 보이는 대로 보기보다는 원하는 바를 만들어 본다. 보고 싶은 것만을 보며 스스로 꿈속에서 산다.

경직이 심한 사람일수록 뇌 기능은 비정상적으로 어긋난다. 수행자라면 이 점을 유념하여 먼저 자신의 건강부터 회복하라. 무엇보다 자신의 몸과 마음에서 스스로의 답을 찾아야 한다.

삼 무 정 신

우리가 살아가는 몸과 마음, 정보와 뇌의 착각들

몸에서 마음이 만드는 작용에는 여러 가지가 있다. 최면 치료, 플라세보 현상, 통계학을 이용한 사주팔자 등은 기대 심리, 바라는 마음이 밑바탕에 깔려 있다. 바라는 마음에 의하여 인체의 중앙 처리 기관인 뇌는 이미 원하는 것을 정해 놓는다. 원하는 것만 바라보며 만들어 낸다. 자신이 보고 싶은 것만 보는 것이다. 강한 의식이 개입하여 신경을 제어한다는 말이다.

수행하는 사람이 자기 몸에서 벌어지고 있는 현상에 딸려 들어가서 판단이 흐려지면 안 된다. 몸이 병들고 신경 체계가 무너져 나타나는 현상임을 꿰뚫어 알아 더욱 건강을 회복하여야 한다. 자신의 몸에서 벌어지는 일에 대한 과학적인 접근과 정확한 판단이 중요하다.

수행을 잘했든 잘못했든 필연적으로 거쳐 가야 할 현상 중에 하나를 예로 들어 보자. 고요히 앉아서 명상에 들어 있으면 정말 영화보듯이 어떤 장면이 뚜렷하게 눈앞에 펼쳐진다. 자기만 특별하게 보는 능력이라고 착각에 빠질 만한 현상들이 나타난다. 사실은 자신의 머리에서 만드는 현상이다.

인체의 원리를 모르면 외부의 어떤 능력에 의해 벌어진 줄 안다. 알 길이 없어 바깥 세상의 절대적인 신의 능력으로 돌리는 것일 뿐이다. 꿈도 같은 원리로 이루어지는 현상이다. 꿈은 뇌가 창작력을 일으켜 시각 신경을 자극하거나, 뇌의 해마라는 기관이 낮 동안 축적된 정보를 잠을 자는 동안 대뇌 피질에 저장하는 과정에서 시각신경을 자극하여 나타나는 현상임을 알아야 한다.

창작의 귀재인 뇌는 시시각각으로 창조를 하고 창작을 한다. 기존에 가지고 있는 정보를 이용해서 이렇게도 만들고 저렇게도 만든다. 별의별 것들을 다 만들지만, 결국은 시각 신경을 통해 보여 준다. 물체를 보고, 정리하고, 저장하고, 화면에 나타내고, 짜깁기한다. 마치 3D 영화처럼 만들어 재생하는 뇌의 기능이다. 뇌에서 온갖 그림을 만들어 현상을 보여 주는 것이지, 눈 자체가 사실상 보는 것은 아니다.

한 번도 눈으로 물체를 보지 못한 봉사도 꿈을 꾼다. 뇌의 창작 능력을 엿볼 수 있다. 결국 눈은 카메라 렌즈에 불과하다. 뇌에서 여러 가지 작용을 일으켜서 현상을 만든다. 이것을 좇아 예언, 신의 능력, 선몽 등으로 해석한다. 창작물에 불과한 현상을 들여다보면 스스로가 원하는 것을 만들어 낸다.

인체의 신경 체계는 수행이 잘되어도 스크린 같은 현상들이 나타나고, 수행을 잘못해서 뇌 신경을 다쳐도 같은 현상이 벌어진다. 신경이 살아날 때도 신경이 죽어 가면서 나타나는 현상과 비슷한 상황들이 벌어진다.

과연 인체의 뇌란 도대체 무엇일까? 뇌는 꽃양배추 정도의 크기로, 1.5kg 정도의 무게밖에 되지 않고, 단단한 젤리 모양이다. 뇌의 구성 성분을 보면 77~78% 정도가 물이다. 10~12%가 지질(콜레스테롤)이며, 8%가 단백질, 2%가 수용성 유기 물질로 되어 있다. 뇌의 가장 중요한 기능은 신체를 주변 환경에 맞춰 최적의 상태로 유지하여 생존 가능성을 최대화하는 것이다. 뇌가 잘못되었다면 생존 가능성을 떨어뜨리는 최고의 요인이 된다.

뇌도 일반 신체 기관이나 장기와 마찬가지로 영양과 산소를 공급받는다. 정신적 세계를 유지하기 위해 신체의 감각 기관을 동원하여 세상의 정보를 받아들인다. 뇌는 두개골 속에 자리를 잡고 본부를 가동하면서 외부와의 소통이나 정보 수집은 감각 기관에 의존한다.

뇌는 외부의 감각 기관을 이어 주는 뇌 신경이라는 세포에 의존한다. 복잡한 구조 속에서 각 신체 기관별로 정보를 이어 주는 역할은 척수 신경이 한다. 뇌는 뇌 신경이 따로 맡고 있다. 아무리 훌륭하고 잠재력이 풍부한 뇌를 타고나도 정보를 제공하는 감각 기관이 고장

나거나 뇌 신경에 문제가 생기면 뇌는 성장할 수가 없다.

과학적으로 크기는 뇌의 우수성과 전혀 관련이 없다고 밝혀지고 있다. 두뇌의 명석함은 외부 세계와의 정보 교류를 담당하는 뇌 신경의 활성화에 달려 있다. 정보 교류에 필수적인 전기에 혼선이 생기거나, 뇌 신경 간의 정보를 직접적으로 담당하는 신경 전달 물질에 이상이 생기는 경우가 있다. 그러면 뇌 신경 정보 교류에 필요한 전기를 방출하는 주요 기관인 미토콘드리아가 조절을 한다.

사람은 하루에 전구 1개를 켤 만큼의 전기를 생산한다. 뇌 신경은 독특하게 서로 떠 있는 상태에서 정보 교류를 위해 끊임없이 전기를 방전하여 의사소통을 한다. 특히 각 감각 정보기관에서 보내온 각종 정보들(시지각 정보, 청지각 정보, 미지각 정보, 촉지각 정보 등 수많은 감각 정보들)을 뇌의 한 곳을 거치게 해서 필요한 영역별로 분산하게 되어 있다.

12쌍의 뇌 신경 다발이 각각 뇌에 직접 연결되어 있다. 시각, 후각, 안면 신경 등이 각자 맡고 있는 정보 전달의 역할을 수행한다. 시각, 청각, 뇌 신경은 대뇌에 직접 연결되어 있다. 나머지 후각, 촉각, 미각 등의 감각은 뇌간에 연결되어 있다. 뇌 신경 중에서 감각 신경 섬유는 뇌의 바깥에 있는 신경 세포체에서 뻗어 나온다. 신경 세포가 감각 신경절이나 감각 신경의 신경줄에 위치하는 것이다.

뇌 신경 장애로 인해 나타나는 각종 감각 처리 장애는 뇌 자체의 손상과는 다르다. 지능 저하, 지적 장애, 뇌량 손상 등은 뇌 자체의 용량이나 기억력 영역에 문제를 보이는 증상이다. 감각적 정보의 왜곡이나 누락에서 오는 문제는 전혀 다르다. 뇌 신경 활성화에 영향을 주는 고압 산소 치료가 실질적으로 도움을 주는 이유이다. 1조 개에 이르는 뇌 신경 세포는 20세가 지나면 조금씩 죽는다고 현대 의학에서는 말한다. 그럼에도 생활하는 데는 별 지장이 없다. 우리 뇌에는 너무나 많은 뇌 신경 세포가 있기 때문이다.

바로 여기에 해답이 있기도 하고, 불행이 있기도 하다. 무엇 하나도 우연히 얻을 수 있는 것은 없다. 원인을 알아 찾아서 돌려야 된다. 어떤 의식으로 경직된 인체가 중앙 본부인 뇌 신경 체계까지 경직시켜 염증으로 고통받는다. 현대 의학에서는 전혀 감을 잡지 못한다. 고압 산소 치료가 주는 효과를 보면서도 경직으로 인한 혈액 순환 장애를 집어내지 못해 근본적인 치료에서 벗어나고 있다.

자신 스스로 강한 의식을 통해 몸을 경직시켜 뇌 신경을 차단했다면 의식을 찾아 돌이켜야 한다. 잘못된 부분을 꿰뚫어 참회하고 정화해서 엉켜 있는 실타래를 풀듯 정성을 다해 풀어야 신경 세포가 서서히 살아난다.

제 7 장

부처님 32상에 대한 과학적 원리

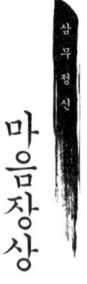

삼무정신

마음장상

　번뇌 망상으로 늘 산란하던 마음이 수행을 통해 고요해지면 인체
에 물리적인 현상이 확연하게 나타난다. 불교에서는 32상 80종호라
고 했다. 인체의 물리적인 현상 중에 수행자들이 가장 궁금하게 생
각하는 부분이 마음장상馬陰藏相이다. 아무리 과학이 발전하였다 하
더라도 직접 수행을 통해 증명할 수행자가 없었다. 지금까지는 수행
자들조차도 등한시해 왔던 '마음장상'!

　수행에 성공한 자도 의학과 과학 지식이 없다면 밝히지 못할 만

큼 인체의 모든 메커니즘이 맞물려 돌아가 나타나는 현상이다. 마음
장상은 그동안 각자의 부재로 베일 속에 가려져 있어 체득이 없이
는 이해하기가 쉽지 않았다. 고정 관념을 바탕에 둔 이해가 아니라
과학적인 증거 자료를 바탕에 두고 열린 마음으로 접근한다면 소화
하지 못할 이유도 없다.

마음장상이라는 말은 성기가 말의 성기와 같이 생겼다는 뜻이
다. 도교 문자로는 구축불거龜縮不擧이며, 역시 성기의 모양이 자라
목처럼 생겼단 뜻이다. 둘 다 수행을 성공한 남성 수행자의 성기를
두고 한 말이다.

남성의 성기는 갓 태어났을 때와는 전혀 모양이 다르게 변하면서
성장한다. 어린아이 때는 복부 전부를 사용하여 호흡을 하며, 몸통
전체에 둘러싸인 근막과 근육이 함몰된 부위 없이 모두 살아 있다.
넓은 면적을 이용하여 호흡하므로 흉부가 맘껏 올라가고, 횡격막은
한껏 내려온다. 성기까지 연결되어 있는 근막과 근육도 전부 제 기
능을 하고, 함몰된 신경도 없다.

호흡을 할 때마다 복부의 근육과 근막이 흉부가 벌어진 만큼 잡
아당겨 올라가는 아이들의 성기는 말의 성기나 자라 목처럼 생겼다.
겉의 피부는 늘어져 주름이 잡히고, 안의 근막은 쭉 잡아당겨 위로
올라간 형상이다. 숨이 들고 나면 콧구멍이 벌렁거리듯이 호흡의 통
로가 움직이는 것이 당연하다. 그러니 복부 근막이 놓아지면 커지고
당겨지면 줄어들면서 겉 피부에 주름이 잡힌다.

성장해 가면서 복부의 근육과 근막에 많은 정보가 쌓인다. 자신의

의지대로 선택한 의식으로 함몰되고 죽어 간다. 전 면적을 사용하지 않은 근육과 근막이 남아돌아 한쪽으로 뭉치기도 한다. 사용하지 않는 근막이 늘어지면서 성인 남성의 성기도 축 늘어진 일반적인 성기 모양처럼 변한다. 살아 있는 근육과 근막의 수축 및 팽창 기능을 상실한 채 다들 병들어 사는 까닭에 이런 모양이 정상처럼 되어 버렸다. 아이의 몸과 마음으로 돌아가면 마음장상은 당연한 현상이다.

부처가 되어 성기가 축소되는 원리는 무엇인가? 복부가 함몰되어 차단되었던 신경과 근막들은 무심이 되어 몸이 이완되면서 살아난다. 성기까지 연결된 근막과 신경과 근육들이 이완된다. 호흡 시 사용하는 흉부와 복부가 단전까지 전체적으로 넓게 살아나면 죽어서 늘어져 있던 근막도 살아난다. 숨통이 올라가면 함께 올라가 성기까지 처져 있던 근막이 당겨진다. 상대적으로 겉 피부는 주름이 잡힌다. 몸이 이완되면 당연하게 일어나는 물리적인 현상이다.

마음이 사라져 몸이 이완되면 복부 면적이 넓어져 치골과 배꼽의 간격이 벌어진다. 복부의 근막이 회음까지 연결되어 있어서 성기 깊숙이 연결된 내복사근이나 복직근의 근막이 위로 잡아당겨지기 때문이다. 그러면 인체의 물리적인 현상으로 나타나 마음장상을 보인다.

과연 마음장상이란 물리적인 현상이 정말로 벌어지는가? 누구든지 수련을 하면 그렇게 될까? 부처님과 수보리의 대화를 예로 들어 보자.

"수보리여, 그대의 생각은 어떠한가? 서른두 가지 훌륭한 모습을 갖추었다고 여래라고 볼 수 있겠느냐?"

수보리가 말씀드렸다.

"그렇습니다. 그렇습니다. 서른두 가지 훌륭한 모습으로 여래라고 볼 수 있습니다."

부처님께서 말씀하셨다.

"수보리여, 만약 서른두 가지 훌륭한 모습으로 여래라고 볼 수 있다면 전륜성왕도 곧 여래일 것이니라."

수보리가 부처님께 사뢰었다.

"제가 여래께서 말씀하신 뜻을 이해하기로는 서른두 가지 훌륭한 모습으로는 여래라고 볼 수 없습니다."

부처님께서 말씀하셨다.

"옳고 옳도다. 수보리여, 그대가 말한 것과 같아서 32상의 훌륭한 모습을 갖추었다고 여래라고 보아서는 안 되느니라."

그때에 세존께서 게송으로 말씀하셨다.

"만약 모양으로 나를 보려거나

또는 음성으로 나를 찾으면

그 사람은 그릇된 길을 가는지라

능히 여래를 보지 못하리로다."

전륜성왕은 어려서부터 몸을 잘 관리하여 본신을 유지한 사람이다. 몸을 잘 관리하여 부처님과 같이 32상 80종호를 갖추었다고 전해지는 인도 전래의 전설적인 왕이다. 32상은 수행자라고 해서 나타나는 것이 아니다. 비수행자라 해도 몸과 마음을 잘 관리하면 부처님과 같은 32상을 지닐 수 있다. 32상의 상을 보고 다가오는 자는 상에 마음이 걸려 내려놓지를 못하니 부처가 될 수 없다. 상을 버리고 몸을 이완시키는 자는 아라한과에 도달하여 반드시 부처와 같은 몸의 물리적인 변화가 일어난다.

32상이 부처는 아니지만, 부처가 되어 가면서 당연하게 나타나는 몸의 변화이다. 몸이 경직된 자는 절대 정유육계頂有肉髻, 마음장상, 넓어진 발바닥, 길어진 팔, 뚜렷한 이목구비 같은 32상 80종호가 나타나지 않는다. 이완이 극치에 달해서 송과체로부터 이완 호르몬이 충분히 나와 마음이 사라지고 고요해져야 한다. 대뇌에서 이완 호르몬이 다량으로 분비되며, 뇌척수의 양과 질이 좋아져 충분한 영양을 공급해야 한다. 인체 순환의 메커니즘이 원활하게 돌아가 삼매에 들어갈 경지에 도달해야 물리적으로 몸이 변화되는 것이다.

복부가 풀어져 면적이 넓어지면 그동안 움켜잡힌 근막도 넓어진 근육만큼 넓게 퍼져 살아난다. 미주 신경과 말초 신경까지 순환이 왕성해지면 세포 하나하나까지 에너지가 공급된다. 작게는 세포 하나에서부터 크게는 장기들까지 전 기관과 신경들이 좋아한다. 그야말로 마음은 사라지고, 몸은 이완되고, 인체 메커니즘은 활발하게 작용한다. 생명과도 같은 이완 호르몬은 행복 호르몬이 되어 평화롭기만 하다. 이때야 비로소 몸은 32상을 갖추어 간다.

근육이 넓게 퍼진 만큼 함몰되어 쪼그라들었던 근막도 넓게 살아난다. 복부에, 치골에 구겨진 것처럼 함몰된 근막들도 펼쳐진다. 성기까지 경직으로 압이 차 빵빵하던 것이 복부 이완으로 압이 낮아진다. 소변 입구로 대기압이 밀려들어 방광까지 넓게 커진다. 소변양은 늘어나고, 소변 배출 시간도 점점 길어진다.

여러 가지 변화와 통증이 따르는데 인체를 몰라 파악이 되지 않는다. 수행 과정에서 좋아지려는지, 도리어 나빠지려는지 몰라 어떻게 대처를 해야 할지 방향도 잡지 못한다. 그러니 자신의 몸과 마음을 꿰뚫으라고 이야기하는 것이다. 자신에게 답이 있음에도 밖에서 아무리 찾아봐야 그저 헤맬 뿐이다.

성기도 안으로 밀려드는 압력에 복부 속으로 밀려와 자라 목이나 말의 성기처럼 된다. 아이의 성기 모양으로 마음장상을 보일 정도로 올라온 수행자의 마음은 사라지고 오로지 평화롭기만 하다. 마음이 있는 자는 절대 마음장상과 같은 32상이 나타나지 않는다. 상은 부처가 아니라고 해서 32상이 무의미하다고 받아들여서는 안 된다. 자신의 몸이 깨달음으로 가는 이정표가 되어 준다는 사실을 명심하여 인체를 꿰뚫어 알아야 한다.

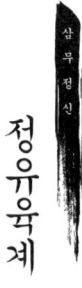

삼 무 정 신

정유육계

호흡이 원활하고 단전이 살아나 따뜻해지면 척수의 흐름이 원활해진다. 온도가 낮은 곳에서 높은 곳으로 이동하는 원리가 몸에서도 벌어지는 현상이다. 척수는 척수관을 따라 등 쪽으로 내려가 배 쪽으로 올라오며 순환된다. 머리보다 복부가 따뜻해야만 혈액의 온도 차이에 척수액도 반응하면서 물리적인 작용으로 흐름이 원활해진다.

호르몬은 척수를 타고 인체 곳곳으로 보내진다. 척수 순환이 둔화되면 호르몬 공급이 원활하게 이루어지지 않는다. 인체는 경직되며 강하게 이완 호르몬을 요구한다. 먼저 단전이 열리고, 근육들이 경직에서 이완되어 풀어져야 한다. 그러면 신경과 혈관들도 제 기능이 살아나 단전 부위의 피가 따뜻해진다.

복부 대동맥도 단단하게 굳어 있던 근육들을 풀어 피의 흐름이 좋아진다. 아랫배가 따뜻해져야 척수액도 더불어 온도가 올라가 머리 위로 순환된다. 몸의 변화가 일어나면 척수의 양도 많아지고 흐름도 좋아진다. 모든 인체의 기능이 살아나면 온몸에 퍼져 있는 근막들도 전부 살아난다.

뇌의 두개골은 여러 조각으로 나누어져 있다. 뇌가 충격을 받으면 완충 역할을 하도록 금이 가고 틈이 벌어져 있다. 마치 기차 레일과 같다. 기차 레일은 여름이나 겨울의 온도 차이로 파손되거나 휘지 않도록 조금씩 간격을 두고 깐다. 우리 인체의 두개골도 이완과 수축 시에 뇌가 상처받지 않도록 완충 장치가 되어 있다.

척수가 원활히 흐르고 움켜져 있던 근막이 이완되면 염증이 치료된다. 뇌 속에 염증이 있으면 세포들이 부어 조직이 커지고, 뇌척수의 흐름까지 방해를 받는다. 이때 부었던 세포가 원래 상태로 돌아오면서 면적이 줄어들며 두상이 작아지는 것이다.

복부가 뭉치면 목이 굳는다. 수행이 올라가면 목부터 가늘어지는 이유이다. 기도가 벌어지면 목 부위의 굳었던 조직들이 풀어지고, 얼굴의 팔자 주름이 사라지고, 입천장이 올라가고, 코와 인중 부위가 튀어나온다. 육계가 올라가면서 변화가 일어난다.

두개골이 안으로 모아지면서 염증으로 부어 있던 세포들이 작아지며, 뇌도 두개골도 작아진다. 척수관이 시원하게 통로를 확보하니 척수액이 원활하게 소통된다. 양도 많아지고 질도 좋아져 두개골에 있는 틈은 더 벌어진다. 틈이 벌어지면 겉으로 정유육계가 모습을 드러낸다.

염증으로 움켜잡던 두개골이 살아나면서 척수액이 많아지고 흐름이 원활해진다. 척수의 흐름 통로가 벌어지고, 머리에 있는 4개의 뇌실에는 충분한 척수액의 순환으로 풍족해진다. 그동안 경직으로 틀어진 인체 전반적인 골격들이 제자리를 찾아간다. 이때 두개골도, 부비동도, 기도도 전부 자연에 조화를 맞추어 인체를 다듬어 간다.

기도를 확보하여 많은 산소를 유입하기 위해 입천장이 위로 올라간다. 두개골은 많은 양의 척수액으로 벌어지며 틈새가 덩달아 넓어진다. 32상이란 부처가 되어 가는 길목에서 당연하게 몸에 나타나는 물리적인 현상이다. 누구나 무심을 이루면 벌어지는 현상이다. 본성을 찾아가는 과정에서 마음을 내려놓으니 몸이 이완된다. 잡고 있던 모든 신경이 풀리면서 혈액 순환이 왕성해 몸의 생명 시스템이 원활해진다. 척수의 양이 많아져 찌그러진 호수관이 벌어지듯 두개골이 벌어진다. 단전이 살지 않으면 결코 벌어지지 않는다.

주목해야 할 솔방울샘은 척수액으로 둘러싸여 보호받는 뇌의 가장 중앙에 위치하고 있다. 척수액이 풍족해지면 솔방울샘도 기능이 살아나며, 충분한 에너지를 공급받아 이완 호르몬을 원하는 만큼 분비한다. 솔방울샘의 기능은 생명 유지의 핵이다. 솔방울샘의 기능이 살아난다는 것은 인체가 시스템을 완전히 복구함을 의미한다. 더 이상 늙지 않고, 병에 노출되지 않으며, 조건만 만들어 주면 세포는 끝없이 분열하게 된다.

자신의 몸에서 벌어지지 않는다고 정유육계나 마음장상을 상으로 보며 등한시하지 말라. 왜, 어떻게, 무슨 원인으로 나타나는지 인체를 정확히 알아서 수행의 정확한 방향을 찾아야 한다.

두개골이 염증에 의해 부풀어 오르면 순환이 안 된다. 염증이 쌓여 막을 뚫고 치받쳐 오른다. 이것을 보고 수행력이라 판단하는 현 수행 문화의 무지한 현실을 다시 한 번 냉철하게 반성해야 한다. 우리 수행자들이 무심을 향해 가는 길목에서 과연 무엇을 잡고 있는지 돌아봐야 한다.

몸이 극도로 이완되면 호흡이 깊어진다. 횡격막이 이완되어 호흡이 깊게 들어오는 것이다. 호흡이 깊게 들어오면서 경직으로 위로 올라붙어 있던 위장, 소장, 대장이 복부 아래쪽으로 내려간다. 이때 함몰되었던 성선이 살아난다. 성선이 살아나면서 자극이 오면 척추를 거쳐 등 전체의 신경을 타고 올라가 시상하부까지 전달된다. 뇌하수체에서 신경 전달 물질을 전달받은 고환의 생식샘은 호르몬을 분비한다. 마찬가지로 여성들은 난소에서 이와 같은 호르몬 분비 작용을 한다. 이렇게 몸이 이완되어야만 삼매에 들어갈 수 있다.

인체는 몸통부터 시작해서 머리까지 근막으로 싸여 있다. 인체의 메커니즘은 어느 곳 하나라도 어긋나면 악순환으로 전환되기 쉽다. 본신을 찾아가는 수행 과정에서도 몸에 어긋남이 없도록 손끝에서 머리끝까지 함몰된 모든 근육과 근막을 살려야 하는 이유이다.

정수리에 정유육계가 일어나는 원인도 근막 때문이다. 태어나는 순간 좁은 자궁 입구를 빠져나오기 위해 머리를 축소시키도록 두 개골에는 틈새가 있다. 좁은 자궁 입구를 수월하게 나오기 위해 인체 스스로 두개골에 틈새를 만들었다. 틈새는 성인이 되어도 벌여져 있다. 수행을 통해 몸이 이완되면 틈새도 함께 이완되며 모습이 달라지는 것이다.

부비동에서 솔방울샘을 향해 밀려오는 염증을 제거하고, 복부의 면적을 넓혀 압력을 이용한 호흡을 인체가 부하 없이 처리하면 퇴화되었던 솔방울샘과 주변의 뇌세포들은 분열하고 재생한다. 모든 이완 호르몬이 원활하게 분비되고, 몸과 마음은 평화로워져 의식은 사라진다. 인체 시스템이 효율적으로 돌아가 삼매에 자연스럽게 빠져든다. 이것이 본신이다.

지금까지 여러 차례 반복하면서 무심을 향해 수행하는 과정에서 인체에 나타나는 정유육계에 대한 물리적인 변화를 설명하였다. 모든 시스템이 순조로워지면 뇌척수액은 건강한 에너지로 충전되어 솔방울샘까지 기능들이 살아난다. 몸이 이완되면 뇌척수관은 더욱 넓게 자리를 잡는다. 솔방울샘은 더욱 자라나 공간을 넓혀 간다. 두개골의 틈이 점점 벌어지고, 벌어진 틈으로 공간을 더욱 확보한다. 그렇게 부처님의 정유육계가 자라나는 것이다.

그 외의 인체 변화

삼 묵 정 신

모든 근막과 근육이 풀리면 인체 전반에서 물리적 변화가 나타난다. 그중 외형적으로 변화되는 몇 부분만 특징적으로 보고자 한다.

🪷 발바닥이 평평해진다

복부에서 잡고 있던 근육과 근막이 풀리면 서혜부와 고관절, 치골의 근막이 풀린다. 넓적다리와 무릎 관절의 근막과 인대가 풀리며, 발목의 인대와 발가락 마디마디의 관절이 모두 이완된다. 발뒤꿈치의 아킬레스건이 이완되고, 발바닥의 족저근막이 풀린다. 발은 자연적으로 평평해지고, 안으로 모아졌던 발가락이 자연스럽게 벌어진다.

🌿 둥근 가슴

복부의 근막과 근육이 풀리면 갈비뼈 사이의 근육과 근막도 풀린다. 뼈와 뼈 사이가 벌어지고, 쇄골이 위로 올라간다. 보통 V자형이었던 쇄골이 일자형으로 자연스럽게 바뀐다. 또한 흉곽 전체가 벌어져 가슴은 드럼통처럼 둥그렇게 변한다.

🌿 손가락이 길다

상체가 이완되면 쇄골이 들어 올려진다. 두개골과 경추, 견갑골 주위의 근막과 근육이 이완되면 어깨는 자연스럽고 편안하게 아래로 늘어진다. 주관절과 완관절의 근육과 근막, 인대가 풀려 팔 길이가 길어진다. 손가락의 마디마디가 모두 이완되어 손가락이 길어진다.

🌿 좌우 대칭이 뚜렷한 얼굴

경추와 두개골이 이완되면 잠복되어 있던 염증이 빠지며 좌우 비대칭으로 찌그러졌던 얼굴의 형태가 살아난다. 얼굴이 작아지며 윤곽이 뚜렷해진다. 찌그러졌던 두개골이 펴지며 단단해지고, 눈의 형태가 분명해진다. 코는 우뚝 서며, 팔자 주름은 사라진다. 턱은 하악골이 뒤로 빠지고 상악골이 뒤덮는 형태가 되어 윗니가 아랫니를 완전히 덮어 버린다. 목은 가늘어지고 길어진다.

🌸 S자형 체형

복부가 경직되면 장요근이 당겨져 골반은 좁아지고, 치골이 배꼽 쪽으로 올라가며, 천추가 당겨져 곧추 서게 된다. 복부가 이완되면 장요근이 이완되고, 좁아졌던 골반이 벌어지며, 치골이 아래쪽으로 내려간다. 천골 부위가 이완되며 척추 전체가 S자 모양으로 변한다. 경직 방향에 따라 꼬리뼈가 좌측이나 우측으로 구부러지는데, 이완이 되면 구부러졌던 꼬리뼈가 펴지며 아래쪽으로 자연스럽게 서게 된다.

🌸 아름다운 목소리

복부와 흉부가 이완되고 경추와 목 부위가 이완되면 식도와 기도를 잡고 있던 근육이 풀린다. 굳어 있던 성대가 아주 부드러워지고 흉곽이 이완되어 공명 현상이 일어난다. 목소리를 내면 몸통 전체가 울리며 공명된다. 파장을 일으키며 퍼져 나가는 소리를 법음이라고 한다. 불교 경전에 등장하는 가릉빈가는 불경에 나오는 상상의 새이다. 히말라야 산에 살며 울음소리가 아주 곱다고 전해진다. 인체가 이완되어 나오는 법음을 가릉빈가라고 한다.

경전에 나오는 32상 80종호는 수행 과정에서 나타나는 몸의 물리적 변화이다. 몸의 변화 자체가 부처를 지칭하는 것은 아니다. 다만 몸에는 잘못 설계된 부분이 많아서 본신을 찾은 후에는 더욱 정진하여야 한다. 인체 시스템을 올바로 수정해 가며 본신과 본성을 완성해 나아갈 때 비로소 진정한 부처라 할 수 있다.

제 8 장

【 고요한 호흡에 부처가 앉는다 ─ 도태도 道胎圖 를 이해하라 】

삼
무
정
신

도태도란?

《능엄경》에 그려져 있는 도태도. 연꽃 위의 부처님이 복부에 앉아 있는 도태도는 과연 무엇을 의미할까? 왜 하필 단전에 앉아 있을까? 단전에 앉아 있는 부처님은 도대체 무엇을 하고 있는 중일까?

그림을 이해하려면 먼저 자신의 몸을 꿰뚫어야 한다. 글로는 도저히 이해할 수 없다. 오묘함을 나타내는 것이 바로《능엄경》의 도태도이다. 도를 배 안에 뱄다, 임신을 했다는 의미이다. 도교에서는 시월회태十月懷胎 또는 시월도태十月道胎라고도 한다. 열 달 동안 산모가

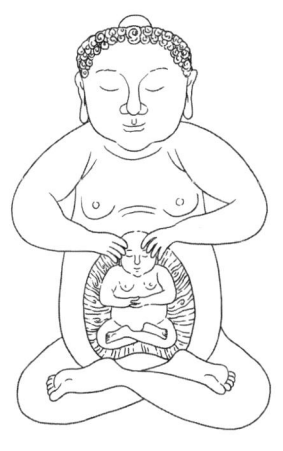

도태도 1

아이를 밴 것처럼 부처를 잉태했다는 뜻이다. 수행이 무르익어서 이제 조금 달만 차면 부처가 나오는 시기라는 말이다. 부처가 되기 위해서는 어린아이 적으로 돌아가 호흡 신경을 모두 살려야 한다. 이것을 도교에서는 단전을 열었다, 임맥을 열었다고 한다.

유교, 불교, 도교는 맥을 같이한다. 각기 다른 주장을 하겠지만, 본래의 목적인 인간의 본성을 찾아가는 과정에서 몸으로 나타나는 반응은 모두 똑같다. 단지 과학적인 원리를 몰라서 자신들만의 주장을 할 뿐이다. 결국 임독맥을 다 열었다는 것은 호흡 신경을 다 살렸다는 의미이다. 복부의 근육이 풀리면 척추하고 연결돼 있는 신경까지도 이완되면서 허리 부위의 신경들이 모두 살아난다. 이때 전류가 흘러가듯 시원함을 느낀다. 이것을 도교에서는 독맥이라고 한다. 임독맥이 같이 동시에 열린다.

그렇다면 인체와 마음은 어떻게 연결돼 있는가? 배곧은근과 배속 빗근이 경직되면 신경도 굳어 버리고, 근육도 당연히 굳어 버린다. 인체에 부하가 많이 걸리게 되고, 인체에 부하가 많이 걸리면 미주 신경이 죽는다. 미주 신경이 죽으면 모세혈관이 막히고, 모세혈관이 막히면 피의 통로가 막혀 심장에서 내뿜는 피가 하체로 내려가지 못한다. 그 피가 어디로 갈까? 심장은 120mmHg의 압력으로 피를 뿜어

낸다. 하복부가 딴딴히 굳어 있으면 혈액이 머리로 올라가 정체되어 활성산소가 된다. 그다음에 염증으로 발전하여 뇌 신경을 굳게 한다.

복부에 분포되어 있는 모든 신경을 살려야 한다. 병들지 않고 죽음에 대한 두려움 없이 죽고 싶은 날짜에 죽고 싶으면 반드시 근육과 신경을 모두 살려야 한다. 예외는 없다. 경직된 몸을 살리는 만큼만 살다가 간다. 살리는 만큼만 두려움을 느끼며 살다 간다. 온몸을 모두 꿰뚫어 버리면 어떤 일이 벌어질까?

배꼽을 뚫는 것은 참으로 어렵다. 수미산이다. 그 정도로 힘들다. 한번 배꼽이 뻥 뚫리는 순간 하복부의 신경이 살아나면서 아주 오묘한 현상들이 하체에서 벌어진다. 소위 말하는 단전 밑에서 생전 체험도 하지 못한 일들이 벌어진다. 신경이 살아나면 치골 부위가 전류가 흐르듯 꿈틀거리며 움직인다. 이때 모든 생각이 거기에 몰입되어 버린다.

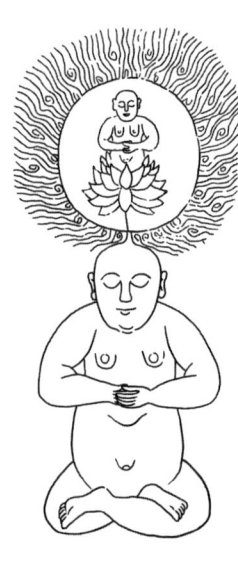

도태도에서 부처님이 연꽃 위에 앉아 있는 모습, 바로 그 그림이 뜻하는 것이다. 배꼽이 딱 뚫리는 순간 모든 생각이 그쪽으로 몰입되어 삼매로 직행한다. 배꼽을 뚫고 10개월 정도 수행을 하면 온 마음이 그쪽으로 집결되고, 그 과정에서 차츰차츰 마음이 비워져 간다. 이것이 도교에서 말하는 시월도태다.

도태도 2

몸이 조금씩 이완되고, 이완된 만큼 마음도 사라진다. 몸이 또 이완되니까 마음 또한 더 내려놓아진다. 그런 과정을 겪어 가다 보면 눈물도 많이 흘리게 된다. 그러다 배꼽이 뺑 뚫리면 인체가 허물어진다. 뭉쳐져 있던 배꼽이 놓아지고 신경이 모두 살아나면 온몸은 죽늘어져 버린다. 이때 여기에 온 생각이 집중되어 잡생각이 들어올 수가 없다. 이 상태로 삼매에 들어가서 오랫동안 수행을 거치면 그때서야 내가 없는 무아의 경지, 아라한의 경지, 무심의 경지에 도달한다. 마음자리를 잡아 몰입하여 본성을 살려야 하는 것이다.

완전한 몸과 마음의 이완으로 몸을 아기처럼 만들어라

태어나는 순간 정보들은 들어온다. 태어나는 순간 오온에 의해 자동으로 들어오는 정보와 데이터는 사실상 피할 수가 없다. 우리 에게는 선택권이 없다. 다만 어디든 존재하는 정보들에 최초 분별 심을 내어 선택의 기준을 입력한 초기 값이 있다. 초기 값이란 사람 마다 다르고, 저마다 자신이 스스로 만든다.

막 태어난 아이는 엄마에 대한 정보가 없다. 태어나는 순간 태내 와 밖의 환경이 갑작스럽게 변한다. 죽음이라는 두려움 속에서 경직되어 가며 엄마에 대한 최초의 값을 설정한다. '이 사람이 나를 보호해 주겠구나, 믿을 수 있겠구나, 편안하구나' 등으로 엄마라는 고정 관념을 설정한다. 만약 엄마가 아이를 낳는 순간 죽어 다른 사람이 키웠다면 아이에게 '가짜 엄마, 진짜 엄마'라는 정보가 있을까?

모든 고정 관념이나 우리가 믿고 있는 윤리와 도덕마저도 본성의 차원과는 거리가 있다. 중요한 것은 프로그램에 데이터를 입력하는 데 있어 누가 설정 값을 정하였는가 하는 문제이다. 태어나는 순간 만들어진 신경과 태어난 이후에 만들어지는 신경이 새로운 신경 네트워크를 형성한다. 마치 사물을 색안경을 끼고 보는 것처럼 의식이 개입하여 밝게 보지 못하는 상황이 벌어진다. 만들어진 신경 체계의 환경과 만들어 가야 할 신경 체계의 환경 차이가 너무 크다는 두려움에 경직된 인체가 이미 의식으로 자신만의 색안경을 착용하는 까닭이다. 정작 주인은 그런 사실을 인지하지 못한다.

부처님도 태어나는 순간 인생은 고라고 말씀하셨다. 태내는 저중력에 따뜻한 온도와 에너지원이 확보되어 있다. 생명을 유지해야 할 에너지 부산물도 없이 그저 평화로운 환경이다. 태어나면서 판이하게 환경이 달라지며 고가 시작된다. 갓난아이와 어른은 성장하면서 호흡 방법도 달라지고, 골격도 달라진다. 근육의 형성 차원에서 보면 몸에 힘이 들어가는 부분도 확연하게 변화되어 나타난다. 생명 유지에 핵이 되는 에너지가 들고 나는 기도와 식도 부분에서도 아이와 어른은 확연하게 달라진다.

달라지는 인체에 비례하여 의식은 상대적으로 많아진다. 더욱 정확한 표현은 의식이 점점 늘어나면서 인체는 어긋나며 변질되어 가는 것이다. 비교하고, 판단하고, 욕구가 생기고, 점점 인간 관계는 넓어지고, 사회성은 광범위해진다. 반면 마음은 더 고통스럽고, 스스로 더 외로워지며, 경직되고 고립되어 두려움까지 깊어진다.

더욱 확연한 것은 뇌 신경의 축소이다. 뇌는 외부로부터 정보를 받아들여 뇌 신경을 통해 성장한다. 방대한 정보들을 접하면 접할수록 뇌 신경은 의식으로 인해 분별을 낸다. 어느 한쪽은 지나치게 의존하고, 어느 한쪽은 차단되면서 인체의 조화와 균형이 깨진다. 생명 유지 시스템은 악순환의 메커니즘으로 변환되어 버린다. 환경과 대상의 탓이 아니다. 자신 스스로의 선택이었음을 인지할 여유도 없이 중생의 삶은 빠르게 죽음을 향해 간다.

아이의 몸과 마음으로 돌아가려면 무엇을 해야 하는지 알아야 한다. 자신의 몸과 과학적 자료로 인체를 꿰뚫어 알아야 한다. 어느 것도 어긋남이 없이 인체의 메커니즘에 따라 돌려놓아야 한다. 스스로 찾아가는 본성의 길이 어렵거든 각을 얻은 스승을 찾아 수행의 방향을 잡는다. 길을 찾아가는 등불을 밖이 아닌 자신의 몸과 마음으로 삼아야 한다.

사실은 눈, 코, 귀, 입, 촉감, 생각으로부터 정보들이 거침없이 들어온다. 입력된 프로그램대로 일어나는 마음은 이제 나쁘다, 좋다고 판단하며 인체의 신경 체계에 개입하기 시작한다. 판단하고 분별심을 내어 치우친 선택을 한다. 선택된 것에는 집착이 생기고, 선택되지 못한 것은 외면당한다. 선택과 동시에 신경의 작용은 반복되어 습관화된다. 습관은 의식으로 굳어지고, 선택되지 못한 신경은 남아 차단되어 간다. 차단되는 의식이 바로 시냅스가 죽어 가는 것이다. 뇌 신경이 많이 죽은 자일수록 여유가 없고, 고정 관념이 가득하며, 분별심이 강하다.

정보들이 들고 날 때는 왜 선택을 하는가? 바탕에는 '나'라는 상이 있다. 두려움 속에서 살아야 한다는 주체가 생긴 것이다. 호흡도 마찬가지다. 자연 조화의 원리대로 힘을 빼 주면 들고 나는 흐름이다. 주면 받고 받으면 주는 것. '나는 살아야 해, 숨을 쉬어야 해' 하면서 힘이 들어가면 이내 흐름은 균형이 깨진다.

아이의 몸은 철저한 균형의 집합체이다. 철저하게 의식의 관여를 차단해 몸이 스스로 기능하도록 상관하지 말아야 한다. 잔뜩 들어간 힘은 의식을 넣어 놓아야 놓아진다. 의식을 놓아야 할 것이 있고, 의식을 넣어야 할 것이 있다. 의식을 넣고 힘을 주어 경직시킨 곳은 상반된 두 신경이 존재한다. 집착으로 인한 경직된 신경과 외면으로 차단된 신경이 있다.

집착으로 경직된 신경은 의식을 빼 주어야 한다. 마치 꼭 쥐고 있던 주먹을 스스로 펴 주는 것과 같다. 주먹을 쥐었던 힘을 스스로 풀어야 한다. 넣었던 힘을 빼야 한다. 반면 외면해서 차단된 신경은 의식을 넣어 재생시켜야 한다.

중풍 환자가 오랜 시간 차단되어 사용하지 않던 팔을 사용하려면 재활 치료처럼 강하게 의식을 두어 재생시켜야 한다. 의식을 두어 차단된 신경을 살리려면 스스로의 몸을 통해 어떤 의식으로 신경을 만들어 갔으며, 무엇을 잘못했는지 전부 찾아 제자리로 되돌려야 한다. 스스로의 몸과 마음을 통해서만이 가능한 이 깨달음의 여정을 자신 안에서 찾지 못하면 어디에서도 찾을 수 없다.

법신을 이루는 길

법신이라 하면 자연과 조화를 이루어 어긋남이 없는 대자유인의 몸을 말한다. 우리가 제일 먼저 떠올리는 것은 부처님과 같은 몸, 32상 80종호일 것이다. 법신에 관한 예를 든다면 놀라울 정도로 긴 팔의 길이이다. 부처님의 몸에 나타난 32상 가운데 하나가 중생들보다 긴 팔의 길이다. 탱화나 불화 등을 보다 그림을 잘못 그린 게 아닌가 생각하는 사람도 있겠지만, 자신이 수행을 통해 직접 체험을 하면 감탄하고 만다.

사람마다 타고난 유전자가 있다. 팔이 짧은 사람, 다리가 짧은 사람, 상체가 긴 사람, 하체가 긴 사람 등 저마다 다양한 모습을 보인다. 개개인의 차이지만 지역과 기후에서 오는 차이도 크다. 여기서는 보편적인 차원에서 부처님의 몸과 중생의 몸이라 크게 나누어 이야기한다. 수행을 통해 부처의 몸을 갖추면 나타나는 물리적인 현상 중에 32상 80종호가 있다고 했다. 이를 기준으로 이완된 부처의 몸 (원래의 몸)과 경직된 중생의 몸(병든 몸)을 비교하여 원인과 결과, 수행의 방향을 찾아보자.

대부분의 사람들은 자신의 몸이 얼마나 굳어 있는지 알지 못한다. 마음과 몸이 어떤 연관성이 있는지도 모른다. 마음에 때가 많이 묻어 있는 사람은 몸이 많이 굳어 있는 사람이다. 생각이 많은 사람은 몸이 경직되어 있음이 분명하다.

자신의 몸이 얼마나 경직되어 있는지를 알려면 직접 수행을 통해 몸을 이완시켜 봐야 한다. 자신의 마음이 얼마나 때가 묻어 있는지는 맑게 만들어 봐야 안다. 탁한 흙탕물을 유리잔에 담아 두면 점점 맑아지는 모습을 볼 수 있다. 유리잔 밑바닥에 가라앉은 오물들이 바로 중생들의 마음 찌꺼기이다.

자신이 직접 맑고 청정한 마음이 되어야 탁했던 시절을 알 수 있다. 몸도 마찬가지다. 수행을 통해 몸을 이완시켜 보면 놀라울 정도이다. 다만 큰 차이를 모르고 살아간다. 하루아침에 굳은 몸이 아니어서 지나쳐 버린다. 몸을 굳게 만든 것은 마음이며, 몸을 이완시키는 것 또한 마음이다.

수행을 하면 잡스러운 생각이 사라지고 마음이 평온해지면서 온몸에 전류가 흐르는 황홀한 체험을 한다. 굳었던 몸이 이완되면서 침몰되었던 미주 신경과 모세혈관이 살아나 혈액이 왕성하게 순환하는 과정에서 나타나는 물리적인 현상이다. 이러한 물리적인 현상을 도교에서는 '의도즉기도意到則氣到 기도즉혈도氣到則血到'라고 표현하기도 한다. '마음이 가는 곳에 기가 가고, 기가 가는 곳에 피가 흐른다'는 뜻이다. 몸이 이완되면 호흡이 깊어진다. 호흡이 깊어지면 모든 장기들은 단전 쪽으로 내려간다. 폐 공간이 확장되어 들어오는 산소량도 풍족해진다.

세포가 원하는 것은 코로 마시는 산소와 입으로 먹는 음식이다. 산소는 풍족하니 음식 조절만 잘하면 세포는 건강해진다. 인체가 원하는 옥시토신, 세로토닌, 멜라토닌 등 여섯 가지 행복 호르몬이 분비되어 물질이 없어도 행복을 느낀다. 더 나아가서는 그마저도 사라진 평화 자체가 된다. 부처님의 팔이 길어진 것은 한 점의 생각도 일어나지 않은 상태에서 몸이 이완되어서이다. 어깨가 축 늘어지고, 갈비뼈를 비롯한 모든 관절 마디마디가 이완되어 팔이 길어지는 물리적인 현상이다.

인체는 온몸이 신경 네트워크로 연결이 되고, 광범위 근막으로 둘러 싸여 있다. 손끝에서 머리끝까지 수레바퀴의 톱니처럼 연결되어 상호 맞물려 돌아간다. 부처님의 긴 팔은 몸을 이완시켰다는 증명이다. 몸을 이완시키는 것은 무심이었음을 입증한 현상이다. 마음이 부처가 아니라 마음이 없는 사람을 부처라고 해야 맞다.

'대도무심大道無心'. 큰 도는 마음을 없애는 것이다. 마음을 없애기 위해서는 몸의 시스템이 자동적으로 탁월하게 가동되어야 한다. 최말단 세포까지 신진대사가 원활하여 인체의 광범위 신경 네트워크의 어느 곳 하나 차단됨 없이 제 기능을 해야만 이루어진다.

수행을 시작하려면 먼저 몸 구석구석의 염증을 잡아야 한다. 완전식 등의 음식을 통해 호르몬을 공급하여 굳어 버린 근막과 근육을 살리고 찌그러진 몸통의 구조를 펴 주어야 한다. 함몰된 성선을 살려 머리와 성선이 관통되도록 연결시켜야 한다. 생리적인 원리인 성선을 자극함으로써 호르몬 분비 기능이 살아난다. 성선과 뇌 호르몬의 분비 기능은 빛(세월을 의미하며, 세월은 늙어 감을 의미한다)의 영향력을 받아 작용한다. 곧 주기를 말한다.

주기와 상관없이, 다시 말해 세월과 상관없이 성선과 뇌가 연결 체계로 소통이 이루어져야 한다. 그러면 뇌는 성선에서 오는 신호 체계가 젊음을 유지하고 있다고 판단한다. 판단의 신호 체계가 이루어져 인체의 주기를 젊음으로 인식한다. 인체는 끝없는 이완 호르몬을 만들어 젊음을 유지한다. 어떤 의식으로도 몸이 경직되지 않는다. 살고자 하는 호흡으로 에너지 부산물을 생성하지 않아 늙음을 방지한다. 이완 호르몬의 고갈로 인한 번뇌 망상이 생겨나지 않아 두려움 없이 평화롭게 삶을 살아간다.

아이의 몸처럼 되돌렸을지라도 법신을 이루기 위해서는 삼매를 통해 인체 깊숙이 관여하는 의식을 모두 통제해야 한다. 잘못된 인체의 구조를 전면 수정해야 한다는 대명제가 버티고 있는 셈이다.

그러니 부처가 되어 평화를 누린다 할지라도 계속 수행 정진하며 완성을 시켜 나가야 한다. 오랜 인류의 진화 속에서 인체는 자연과 조화를 이루어 지금에 이르렀다. 이제 몸과 마음을 현시대의 과학과 의학, 물리학을 이용하여 더욱 진화시켜야 할 시점이다. 인체를 꿰뚫어 알아 오랜 진화의 과정에서 자리 잡은 오류와 불완전성, 유전적인 결함마저도 수정해야 한다. 수정이 가능한 자가 곧 열반이고, 부처고, 법신이다.

모든 세포 하나하나는 뇌와
신경 네트워크로 연결되어 있다

인체는 성장하면서 세포가 자라나 신경의 분포도 넓게 확산된다. 중앙 본부와도 같은 뇌는 생명 유지를 위한 최적의 상태를 만들고자 최말단 세포까지 척수 신경과 뇌 신경 체계를 연결한다. 반대로 경직 이나 함몰로 사용하지 않는 부위가 생기면 그곳을 관장하는 뇌 신경 도 할 일을 잃고 기능을 멈춘다. 뇌 신경 세포들은 비록 죽은 듯 반응 하지 않지만, 정확하게 말하면 죽지는 않고 잠복되어 있는 상태이다.

늘 사용하던 사지를 어떤 상황으로 인해 사용하지 못하면 답답하고 짜증이 난다. 뇌도 연결되었던 신경이 차단되면 불안하고 괴로워한다. 뇌의 기능 중 특이한 부분은 의식이 관여하면서 기능들을 축소하거나 확대한다는 사실이다. 의학계에서는 뇌의 기능보다 뇌와 연결된 뇌 신경에 주목한다. 뇌 신경이 외부 정보의 입력과 출력, 활용을 얼마나 유효적절하게 하는가에 따라 머리의 좋고 나쁨이 결정된다고 본다.

사용하던 부위와 연결된 뇌 신경이 더 이상 사용되지 않아(의식으로 인한 경직으로) 차단되면 신경 전달 물질은 사용처가 없어 서서히 줄어든다. 사용처가 줄어든 이완 호르몬의 분비량도 계속 줄어든다. 결국은 인체가 신경 전달 물질을 점점 적게 만들게 되고, 호르몬도 줄어들면서 세포들은 죽겠다고 아우성을 친다.

더욱이 지금은 자연 파괴와 환경 오염으로 이완 호르몬을 만드는 원료가 거의 없다. 그나마 남아 있는 원료의 대부분은 성분이 파괴되어 있다. 먹어도 필요한 영양소를 얻지 못해 식욕이 강해지고 양은 많아지고 있다. 육식 위주의 식단으로 인간들은 육식 동물처럼 사나워지는 추세다. 세포들의 아우성이 들끓는 마음으로 나타나는 것이다.

수행을 통해 원래의 몸을 찾기 위해서는 사용하지 않던 인체를 사용해야 한다. 동시에 그동안 죽은 듯 잠재되었던 근막과 근육, 신경과 조직, 신경 전달 물질과 호르몬을 분비하는 기능을 깨워야 한다. 의식을 넣어 이완시켜 주며 호흡 수행을 통해 사용하지 않았던 근육이나 근막들을 고쳐 나간다.

그렇다면 어떤 의식일까? 처음 태어나면 두려움이 생겨 굳어 오는 인체를 이완해 주려고 한다. 스스로의 의식을 이용하여 자연과 조화를 이루면서 에너지를 확보하기 위해 온몸을 사용한다. 강하게 잡고 있는 의식을 자연과의 조화를 이루기 위해 사용했던 의식으로 내려놓아야 호흡 면적을 넓혀 굳어 있던 신경들이 살아난다. 인체는 사용하지 않는 호흡 신경은 처음부터 만들지 않는다.

태내에서는 필요 없던 호흡 신경과 호흡 근육들을 태어나는 순간 키우기 위해 안간힘을 쓴다. 아이가 호흡 신경을 키우기 위해 받는 고통이 얼마나 큰지를 각을 이룬 자는 알 수 있다. 그것이 의식이다. 살기 위한 본능적인 순수 의식으로 호흡 신경을 확립시켜 나갔다. 그때로 돌아가려면 지금의 오염된 의식을 아이와 같은 순수한 의식으로 돌려놓아야 한다. 아이의 간은 몸집에 비해 크기도 크고 기능도 좋다. 자라면서 간이 커지는 것보다 에너지 부산물이 더 늘어난다. 간이 받는 부하가 점점 커지면서 인체는 더욱 경직되고 결국 염증에 노출되어 버린다.

수행자들은 호흡 신경을 아직 다 살리지 못한 상태다. 호흡 신경이 어떻게 움직이는지, 죽었는지 살았는지 감을 잡지 못한다. 그러다 어느 정도 살리고 나면 죽었던 신경들이 동시에 살아난다. 전체적으로 인체가 살아나 숨뇌가 활발해지는 것을 느낀다. 숨뇌가 굳은 이유는 인체가 굳거나, 호르몬 분비가 원활하지 않거나, 신경 전달 물질을 만들지 못했기 때문이다. 이것이 인체에 치명적인 영향을 끼친다.

세포들은 최말단까지 뇌와 소통하며, 환경과 조건만 맞으면 끝없이 분열하고 증식한다. 이 사실을 의학자들은 모른다. 대장암 수

술을 예로 들어 보자. 암 조직만 잘라 내면 될 일이건만, 신경을 연결해 준다며 주된 줄기 신경까지 자른다. 환부는 대략 10cm인데, 줄기 신경 세포까지 연결한다며 정상 조직 20cm도 덩달아 잘라 낸다.

인체의 신경들은 주된 줄기 신경에서 가지치기하듯 연결되도록 서로들 증식하며 분열한다. 신경의 분포는 온몸으로 넓게 연결된 광범위 네트워크와 살아 있는 세포들로 이루어진다. 전체적으로 두뇌하고 연결되어 사용되지 않으면 네트워크가 차단되고 함몰된다. 반면 사용하기 시작하면 다시 살아난다.

신경이 함몰되어 차단되어도 담당하던 뇌세포가 죽는 것이 아니다. 사용처를 잃어버려 더 이상 사용할 필요가 없어 활동을 안 하고 잠재되는 것이다. 문제는 인체의 주인은 신경이 왜 죽었는지를 모른다는 점이다. 신경이 먼저 죽었는지, 근막이 죽어 신경이 눌렸는지, 근육이 함몰되어 신경이 차단되었는지, 담당 뇌 신경 세포에 문제가 있는지 전혀 감을 못 잡는다. 그러니 전체적으로 인체를 살리기 위해서는 여러 각도에서 접근해야 한다.

죽어 있는 것은 틀어진 골격인데 근막만 살려 준다고 신경이 살지는 않는다. 의식을 강하게 두어 신경이 살아나는 원리를 잘 터득해야 한다. 의식을 둘 때는 둬야 하고, 의식을 놓을 때는 놓아야 한다. 수행이란 어느 선까지는 참 어렵다. 늘 사색하여 자신의 인체를 알아 방법을 찾아야 한다.

사색을 하면서도 체득을 통해 몸에서 일어나는 현상을 탐구해야 한다. 머리로 하는 사색은 함정에 빠지기 쉽다. 이론으로 앞서가면

끝까지 이론만 잡고 상을 만들어 스스로에게 족쇄를 채운다. 체험이 없어 마음과 몸에서는 일어나지 않으니, 결국은 상만 키우게 된다.

법신만이 고요한 호흡을 이룬다

불교의 초기에는 초보 수행자에게 날숨을 길게 하라고 지도한 적이 있다. 장출식長出息 입단식入短息이라고 《대안반수의경大安般守意經》에 나와 있다. 사실상 법신을 만드는 길은 들숨이다. 부처를 만드는 길은 들숨이라는 사실이다. 태어날 때는 날숨으로 시작하고, 죽을 때는 들숨으로 마감한다. 어린애부터 성장기까지는 들숨이 길다.

수련 초기에는 날숨을 통해 몸의 변화를 느낀다. 이완이 되면서 날숨을 통해 몸의 변화를 느끼는 것은 급한 불을 끄는 119 역할이다. 그 기간이 지나면 몸에서 오히려 불량 반응이 나타난다. 축적된 이물질, 굳어 있는 신경, 막힌 혈관은 날숨으로 풀어지지만 몸을 기화氣化하고 기를 축적하는 숨은 들숨이다.

날숨과 들숨의 비율은 수행 정도, 질병, 몸 상태 등 각각에 따라 다르다. 들숨과 날숨의 균형을 맞추며 부작용이 없도록 하되, 단전이 열릴 때까지는 균형을 맞춘다. 질병이 있는 사람, 몸이 경직된 사람은 날숨이 좋다. 대신 날숨이 길어지면 기가 축적되지 않는다.

일시적이나마 날숨으로 병을 고쳤으면 들숨으로 기를 축적해야 한다. 들숨이 안 되는 이유는 욕심이 하늘을 찌르고 원망과 미움을 마음에 담고 있어서이다. 날숨으로 시작했지만 몸에 기를 유발하는 숨은 들숨이다. 마음과 몸이 한 덩어리가 되어야 한다. 몸만 앉아 있지, 번뇌 망상을 담는 한 들숨은 길어지지 않는다.

들숨으로 몸이 좋아지지만 마음이 잡아지지 않는다. 들숨을 깊게 하려면 마음과의 싸움이다. 뇌와 인체의 전 신경들이 연결되어 생명 순환의 메커니즘으로 돌아가야 한다. 들숨이 이루어지지 않으면 흉부에 있는 피가 심장에 들어가지 않는다. 가슴이 꽉 막혀 있으면 머리의 피가 가슴을 통해 심장으로 흘러가지 않는다. 결국 마음으로 풀어야 한다. 마음에 욕구 불만이 쌓여 있으면 절대 가슴을 열지 못한다. 가슴을 열지 못하면 한 치 앞도 나아가지 못한다.

마음을 어떻게 비우는가? 세상사 모든 것은 마술사가 벌이는 마술이라고 생각해야 한다. 깨달음이란, 마음자리를 보기란 같은 동료 마술사가 무대에서 선보이는 마술을 보며 쓴웃음을 짓는 것과 같다.

마술에 마음을 온통 뺏겨 말려들고 있다. 눈으로 보고 귀로 들은 것들이 가슴에 똘똘 뭉쳐 웅어리지게 하는 것이다. 가짜인 줄 알면서도 환호하고 소리 지르며 산다. 일상생활 모두는 쇼이고 마술이다. 거기에 빠져들지 말라.

에고ego를 풀어 줘야 가슴이 풀어진다. 수행자나 병을 고치려는 사람이나 모두 함께 넘어야 할 산이다. 탯줄을 통해 엄마가 주는 산소를 공급받다가 태어나면 호흡을 시작한다. 이때는 날숨보다 들숨이 길다. 지금도 깨어 있을 때는 들숨이 짧으나 잠들면 들숨이 길다. 몸이 이완되면서 마음을 놓았기 때문에 호흡이 길어진다.

보통 번뇌 망상으로 들숨이 짧아지면서 병이 온다. 우선 날숨으로 몸을 이완시켜 몸의 반응이 좋아지더라도 만족하지 말아야 한다. 들숨을 길게 하려면 움켜쥐고 있는 모든 것들을 놓아라. 몸부터 만들고 마음을 만들어라.

들숨이 잘되려면 어떻게 해야 하는가를 분석해야 한다. 들숨, 즉 폐활량을 키우려면 어떤 수행을 해야 하는가? 몸속 이물질을 먼저 뽑아내는 것이 제1과제이다. 소금을 먹든, 장 청소를 하든, 마사지를 하든 이물질을 모두 내보내야 한다.

그다음 위로 치솟아 있는 장기를 밑으로 회음부까지 바짝 밀어 줘라. 장을 밑으로 몰면 위가 내려가고 폐 공간도 확보된다. 창자를 밑으로 밀어 주려면 힘이 필요하다. 그래서 들어오는 숨도 중요하다. 콧구멍도 막힘없이 뚫고 기도를 열어라. 기도를 열려면 마음이 필요하다. 마음을 놓아 주어야 굳어 있는 갈비뼈가 이완되어 기도가 열리고 횡격막이 밀린다.

들어오는 산소에 압력이 생겨야 한다. 그러려면 코, 부비동, 기도 모두 문제가 없어야 한다. 기도가 막히는 데도 여러 원인이 있다. 골반이 틀어져도 기도가 막힌다. 이런 사람은 마음으로도 안 된다. 목도 일자목이 되어 있는 사람은 도를 못 튼다. 허리와 목은 모두 S라인이 되어야 한다.

다시 한 번 강조하건대 폐활량을 키워라. 폐활량을 키우려면 배 속의 공간을 키워라. 가슴을 열어라. 마음을 놓아라. 달마 대사가 "마음자리는, 견성자리는 단전에 있다"라고 한 말을 잘 새겨 보라.

성선이 살아나 뇌에서 이완 호르몬을 원활하게 분비해 주고, 호흡의 통로와 통이 전부 제 기능을 해주면 성난 짐승처럼 숨을 몰아 쉴 필요가 없다. 숨을 멈춘 듯 움직임이 보이지 않을 정도로 살짝만 복부가 움직여 주어도 된다. 큰 호흡통으로 움직이니 많이 들어오고 많이 나가 부산물도 생기지 않는다. 고요한 호흡이라 숨을 쉬지 않는 것처럼 보인다.

많은 수행자들이 배꼽을 못 넘어서서 수행에 성공을 못한다. 배꼽이 뚫려 아래의 신경이 살아나면 오묘한 현상들이 하체에서 벌어진다. 단전 밑에서 생전 체험도 하지 못한 사항들이 벌어진다. 이때 모든 생각이 거기에 몰입이 된다. 《능엄경》에서 도태라 하였으니, 도가 단전에 부처처럼 딱 똬리 틀고 연꽃 위에 앉아 있는 모습이 그려진다. 성선이 살아나 그 신경의 움직임에 몰입하면 마음이 일어나지 않는다. 그저 평화롭고 욕심이 모두 사라진다. 배꼽이 딱 뚫리는 순간 모든 생각이 그쪽으로 몰입해 바로 삼매로 직행한다.

그런 수행을 10개월 정도 지속해서 평온한 상태로 계속하다 보면 마음을 많이 비우게 된다. 몸도 조금씩 이완되고, 이완된 만큼 마음도 사라진다. 몸이 이완되니까 마음도 내려놓아진다. 수행 과정을 반복해서 겪으며 눈물도 많이 흘린다. 그렇게 수행이 깊어지면 단단하게 뭉쳐진 근육과 신경들이 풀어진다. 인체가 허물어진다. 배꼽 뚫리는 단계에서 뭉쳐져 있던 근육과 근막이 놓아지고 신경이 전부 살아나 몸이 축 늘어져 버린다.

복부 안에 움켜쥐고 있던 굳은 것들이 풀어지고 신경이 살아나면 몸이 그대로 이완된다. 이완이 깊어지면 호흡은 굉장히 깊고 고요해진다. 중생의 호흡이 성난 파도와 같다면 이때의 호흡은 깊은 바닷속 같다.

마음만 고요하면 삼매인가!

　모든 근육과 근막이 풀리고 신경과 피부 속 땀구멍까지 세포들이 살아나 신진대사가 활발해지면 에너지원을 확보하기 위한 부하가 인체에 많이 걸리지 않는다. 늘 10이라는 산소가 필요한데, 경직된 인체의 호흡통은 용량이 5 정도로 찌그러져 있다. 몸을 다 살려 10까지 키우면 압력의 편차로 이루어지는 호흡이어서 살짝만 복부를 움직여도 편안하게 들어오고 나간다. 부하도 전혀 없게 된다. 그런데도 수행하는 사람들이 병에 걸리는 이유는 인체에 부하가 걸렸

기 때문이다. 왜 부하가 걸리는지를 먼저 알아야 한다.

지금의 수행자들은 모두들 부하가 걸려 원인도 모르고 벽에 부딪혀서 한 발도 나아가지 못하고 있다. 참는 데만 익숙해져 수행은 진전이 없다. 수행이란 몸을 살려 마음이 고요해지는 것이다. 잘못된 수행은 진전 없이 참는 것만으로 오랜 시간을 보낸다. 자신은 수행이 된 줄 안다. 생각만으로 수행이 되었다고 착각하여 상만 키운다. 이것이 다들 법상만 키워 온 원리이다.

의식을 이용해서 찌그러진 몸을 펴야 한다. 의식이 들어오면 경직되고, 경직이 무서워 의식을 넣지 않으면 몸을 펴 주지 못한다. 다들 호흡을 넣어 펴 주니 부하가 걸리고, 부하가 걸리면 염증이 들린다. 사지를 움직여 젖산이 나와 걸리는 부하는 호흡으로 인한 부하보다 못하다. 몸통 전체가 24시간 내내 호흡을 한다. 호흡을 통해 젖산이 나와 부하가 걸리면 많은 양의 젖산을 분비한다. 그로 인해 마음이 치달아 젖산이 더 많이 나온다. 들끓는 마음을 내려놓아야 한다.

그렇다고 호흡으로 펴지 못하면 몸 안에 찌그러진 것은 펴지지가 않는다. 어찌하란 말인가? 이런 악순환을 헤쳐 나가지 못해 요절하거나 상기병으로 고생하는 것이다. 잘못 가면 요절하니까 대부분의 수행자들이 못 넘어가고 주저앉아 포기한다.

깨달음에 대한 상근기로 매진하여 여기저기 탈이 난 수행자를 위해 지침서를 내놓는다. 죽음을 두려워하지 않고 깨달음을 향해 매진한 수행자들이 지침서를 보면 흡수하듯 빨아 당길 것이다. 몸이 찌그러지면 밖에서 보이는 것보다 더 많은 손상을 입는다는 사실을 알아야 한다. 몸통 안의 찌그러진 것을 펴는 수행, 그것이 이완 수행이다.

이완 수행으로 몸이 펴지면 마음이 어떻게 변화하는지 포착하라. 몸이 이완되면 마음이 내려진다. 삼매에 들어서면 몸이 완전히 이완되고, 마음이 사라지고, 무의식의 경계로 들어간다. 몸을 돌보지 않고 이완 작업을 하지 않았어도 의식을 놓는 수행으로 완전히 의식을 놓아 삼매에 들어가는 것이 가능하다. 석가모니를 보면 알 수 있다. 나는 몸을 통해 의식을 놓는 수행법을 잡아냈지만, 석가모니는 의식을 모두 놓아 무의식의 경계에 바로 들어간 것이다.

의식이 강할수록 몸은 경직된다. 의식이 사라지면 사라질수록 몸은 어린아이처럼 유연하여 의식이 들끓지 않는다. 마지막 단계인 배꼽을 뚫을 때는 작은 의식만 들어와도 몸이 경직됨을 느낀다. 이때는 무의식과 의식의 경계를 모두 느끼지만, 느끼는 순간 몸은 경직을 풀지 않는다.

삼매란 의식에서 무의식으로 넘어가는 하나의 교차로다. 마음이 사라지고 생기는 경계, 몸이 초이완이 되는 경계가 바로 삼매이다. 삼매에 깊이 들어서려는 시점은 언제인가? 배꼽이 모두 무너져 의식이 사라져야 하는 시기에 작은 의식만 들어와도, 즉 의식을 놓아야 한다는 생각만 들어와도 안 되는 시기이다. 이때는 대상을 있는 그대로 바라보도록 몸이 저절로 만들어진다.

생각이 들어오면 몸이 굳어 와 삼매에 몰입할 수 없다. 매 순간 의식을 놓으려고 몸이 자동으로 환경과 대상을 볼 때 의식 없이 생각을 넣지 않고 바라보는 것, 이것이 알아차림이며 바라봄이다. 수행을 오랜 시간 하다 보면 삼매에 들어갈 듯 안 들어갈 듯 반복한다. 더 나아가면 몸이 전부 이완되며 완전한 삼매에 들어 깨고 싶지 않는 평화를 맛보게 된다.

깨달음의 세계에서 말하는, 의식이 사라진 상태의 평화란 어떤 대상과 환경에 의한 의식이 사라진 것이다. 생명을 관여하는 의식이 사라진 것이 아니다. 세포에 관여하는 의식이 사라진 것이 아니라, 사람이 살면서 그동안 입력된 정보에 의한 의식이 사라졌다는 것이다. 모든 정보에 의한 의식이 사라지면 고요 그 자체이다.

온몸의 찌그러진 곳을 펴 주면서 전신에 굳어 있는 모든 신경을 아이처럼 척 늘어트려야 한다. 그래야 의식이 사라지기 시작하며 몸이 펴진다. 하루아침이나 1~2년 만에 되는 단계가 아니다. 오랜 시간 동안, 그것도 밝은 스승 밑에서라야 가능하다. 혼자 아무리 오래 수행해도 도를 이루기는 어렵다.

〈반야심경〉에서는 의식의 경계까지도 무너지는 부분을 "사리자야, 색이 공이고, 공이 색이며, 수상행식도 또한 이러하니라"라고 하였다. 맞는 말이다. 의식이 사라지면 보든, 듣든, 무엇을 하든 의식이 일어나지 않는다. 수행자들은 수행을 통해 몸을 건드려 놓아 작은 의식만 들어와도 몸이 극렬하게 반응한다. 수행을 안 했다면 그런 대로 모르고 살지만, 수행을 해서 몸을 건드려 놓은 상태이다. 후퇴하지도 못한다. 이때는 의식으로 몸을 이완시켜야만 한다.

늘 마음으로 이완해야 할 시기이며, 작은 마음도 일어나지 못하도록 습을 들여야 한다. 참는 것도 수행이지만, 근본은 일어나는 의식을 보면서 마음의 본질을 보는 것이다. 어떤 상황이라도 마음이 일어나지 않도록 습을 들이면 어디서든 자유롭다. 세상 모든 환경과 대상이 법이며 스승이 된다.

제 9 장

【 무심의 평화와 본성. 나의 평화가 온 인류와 함께 】

수행자가 갖추어야 할 5대 요소

　수행자라면 반드시 갖추어야 할 5대 요소가 있다. 근육, 근막, 신경, 호르몬, 의식 등 다섯 가지이다. 5대 요소를 살피고 완벽하게 만들어야 견성을 한다. 어차피 몸을 가지고 하는 수행이다. 몸을 완벽하게 만들지 못하면 본성도 없다. 근육, 근육에 붙어 있는 근막, 근막과 근육을 움직이는 신경, 신경을 움직이는 호르몬, 호르몬을 움직이는 의식까지 5대 요소를 원활하게 만들어야 한다. 어느 것 하나라도 놓치면 깨달음을 완성하지 못한다.

호흡 신경을 살려 인체를 본신으로 돌리려면 먼저 근막과 근육을 살려야 한다. 신경을 살려야 하며, 신경 전달 물질도 공급해 주어야 한다. 의식을 이용해 반복 학습으로 시냅스를 살려야 한다. 의식을 좋은 쪽으로도, 나쁜 쪽으로도 만들려 하지 말라. 고요히 시냅스들이 제대로 활동을 하도록 호르몬을 공급해 주면 기존에 있던 시냅스만 가지고도 충분히 평화를 누리며 살 수 있다. 좋은 것과 나쁜 것을 정복하고 나면 결국 불행과 행복은 없다.

복부, 흉부는 5대 요소의 중요한 분포 지역이다. 병들고 늙어 가는 원인은 이곳이 허물어졌기 때문이다. 수행자들은 복부와 흉부의 신경을 움직이는 호르몬이 들어 있는 수신오도의 수행 도움 물질을 의무적으로 보충해서, 강한 의식으로 함몰된 부위를 원래대로 살려야 한다. 함몰된 신경에 반복적인 의식을 넣어 살려 내면서 호르몬도 적절하게 분비되게 해야 한다는 점을 간과하지 말아야 한다.

무심으로 가는 과학적 수행

삼 무 정 신

왜 최첨단 과학과 의학은 인체에 대해 이다지도 어두울까? 살아 있는 몸을 통해 직접 신경을 죽여도 보고 살려도 본 체험이 없기 때문이다. 그러니 중생과 부처는 다르지 않다고 이야기한다. 중생이 되어 보지 못한 부처는 제도할 수 없다. 인류는 많은 실수를 통해 성장하고 발전하며 진화해 왔다. 그래서 번뇌요, 보리라 한다. 인체의 의식은 탁월한 기능을 가지고 있으면서도 고정 관념으로 묶이고, 스스로의 상으로 묶여 발현되지 못한다는 사실을 각성해야 한다.

자기 자신으로부터 자유로워지면 비로소 본성을 본다. 자신을 떠나야, 자신의 의식을 떠나야 본연의 의식을 본다. 아니, 본다기보다는 흡수되듯 알아진다. 눈만 뜨면 보이는 것을 눈을 감고 있으면서 못 보는 것과 같다. 없는 것을 만들어 내는 것이 아니다. 잠재되어 있던 것을 사용하여 발달시키는 것이다. 뇌 용량을 새로이 만들지 않는다. 사용하지 않는 뇌의 부분들을 사용한다.

의식이 신경이라고 말할 수 있다. 의식이 신경을 만드는 과정이나, 의식이 호르몬을 만드는 과정은 깨달음을 과학으로 밝혀 가는 과정이다. 기존의 과학, 의학, 물리학에서는 인체와 접목한 부분들에 대한 자료가 전무하다. 의식으로 신경 세포, 뇌세포를 죽일 수도 있다. 호르몬을 중단시킬 수도 있다. 반대로 죽었던 것을 살려 내기도 가능하다. 사실 인체의 전반적인 부분에 적용되며, 더 나아가서는 잘못된 결함까지도 수정된다. 인체의 구조까지도.

들어 보았는가? 옛 도인이 여름 한철 물속에 들어가 앉았더니 더운 줄도 모르게 여름이 흘렀더라는 말을.

인체가 이완되면 모든 장기들도 이완되어 기능이 탁월하게 향상된다. 간 기능이 확연하게 회복되면서 이완된 인체에서는 에너지 부산물이 현저하게 줄어든다. 인체의 시스템은 순환 메커니즘으로 활성화된다. 인체를 완전히 이완하면 신선이 된다.

이완 수행은 마음과 밀접한 관계가 있다. 마음이란 몸과 다르지 않다. 마음을 만들어 내는 세포가 좋아하는 것이 무엇인가? 세포 하나하나를 보라. 세포 하나가 모여 장기가 되고 인체가 된다. 인체를 보지 말고 세포를 보면 접근이 수월하다. 세포가 원하는 에너지를 어떻게 만드는지, 세포가 왜 괴로워하는지를 알아야 한다. 세포가 원하는 것을 공급해 주고, 습 들었던 정보를 지워 나가야 한다.

수신오도의 모든 이완 과정은 체험 없이는 소화시킬 수 없다. 유심자들은 정보에 부합하지 않으면 알 수 없고, 알려고도 하지 않으며, 그것이 진리인 줄 안다. 그만큼 신경이 차단되어 받아들임에 한계가 있고, 차단된 신경으로 왜곡되어 있다. 몸에 의해서 마음이 일어나면 인간들은 어김없이 속는다. 일어나는 모든 마음은 전부 가짜이다. 진실은 무심이다.

무심에서 태어난 인간이 갑작스런 환경의 변화에도 강한 생명력으로 잘 적응해 가다가 왜 경직되는 삶을 살 수밖에 없는가? 왜 의식을 만들어 습관을 들이는가? 필요에 의해 인체 자체적으로 분비되는 각종 호르몬과 여러 기능들을 떨어트리면서까지 환경과 대상에 흔들리는가? 자신 안에 모든 문제와 답이 있다. 스스로 찾아야 한다.

첫째, 자연 호흡으로 돌아가 인체의 모든 기능을 살려야 한다. 인체는 세포의 결합체이다. 경직되면 이완 호르몬을 분비해서 경직된 인체를 이완시킨다. 인체의 각 기관들은 무의식을 바탕으로 만들어진다. 물질문명의 정보로 오염된 의식을 전부 수정하지 않고서는 인체의 모든 기능을 살리지 못한다. 호흡을 통해서만 오염된 의식과 순수한 의식을 분별할 수 있다. 처음 의식을 이용해서 호흡 근육과 신경을 만들어 자연과 조화를 이루었기 때문이다.

둘째, 태아 이전에 들어온 오염된 정보(의식)를 수정하여 새롭게 진화하라. 원래의 몸을 만들지 않고서는 깨달음은 불가능하다. 300만 년 전에 인류가 시작되어 현대인으로 발전되어 오기까지 우리는 수없이 진화하며 살아왔다. 이제 인류는 변화된 환경에서 어떻게 몸을 찌그러트려 왔으며, 원래의 몸으로 되돌리기 위해서는 무엇을 해야 하는지를 알아야 한다. 더 이상 파괴적인 진화를 멈추고 원래의 본성을 찾아 우주와의 조화를 통해서 대평화와 불국정토로 새롭게 진화될 시점이다.

셋째, 솔방울샘의 기능을 회복하라. 솔방울샘의 기능을 회복해서 키워 나가야 비로소 본신과 본성이 성숙된다. 모든 체득으로 평화를 찾았으니, 내가 증명하고 내가 증인이 될 것이다. 모든 것은 과학으로 충분히 증명할 수 있어야 한다. 지금은 부처와 중생의 차이를 얼마든지 알아내고 비교 분석하여 알 수 있는 최첨단 과학 시대이다.

수행자들이여!
인간은 지금처럼 고통 속에 살게 되어 있지 않다.
본성을 찾아 나의 평화와 함께하기를 바란다.
또한 나의 평화가 인류와 함께하기를.

진리는 무심이다 — 삼무정신

2,500년 전 석가모니 부처님의 가르침은 무심이며, 달마 대사의 가르침도 무심이며, 혜능 대사의 가르침도 무심이다. 수신오도의 가르침도 또한 무심이다.

무심은 무아요
무심은 불국정토요
무심은 진리요

무심은 제법이요

무심은 열반이요

무심은 참나요

무심은 평화요

무심은 대자유이며

무심은 무상이다.

수신오도의 수행법을 따라 본성을 찾으면 자연히 삼무 정신이 깃든다.

첫째, 무병이다. 인체의 모든 원리를 꿰뚫어 알기에 병 없이 살다가 평화롭게 죽는다.

둘째, 무심이다. 인체를 병 없는 본신으로 되돌려 마음의 근원을 제거하므로 항상 평화롭다.

셋째, 무소유다. 마음이 없기에 소유하고 싶은 것이 없으며 항상 자유롭다.

수신오도

www.susinodo.org

초판 1쇄 발행 2015년 9월 29일
초판 2쇄 발행 2016년 3월 10일

지은이 적광
그림 손영오

펴낸이 박세현
펴낸곳 팬덤북스

기획위원 김정대·김종선·김옥림
편집 김종훈·이선희
디자인 강진영
영업 전창열

주소 (우)121-250 서울시 마포구 성산동 275-60번지 교홍빌딩 305호
전화 070-8821-4312 | **팩스** 02-6008-4318
이메일 fandombooks@naver.com
블로그 http://blog.naver.com/fandombooks

등록번호 제25100-2010-154호

ISBN 979-11-86404-26-3 13510